I0839664

Bibliografische Information der Deutschen Nationalbibliothek:

Die Deutsche Nationalbibliothek verzeichnet diese Publikation in der Deutschen Nationalbibliografie; detaillierte bibliografische Daten sind im Internet über http://dnb.d-nb.de abrufbar.

© 2013 Sandra Cramm

Fotos und Layout: Sandra Cramm

www.seifenklassiker.de

Herstellung & Verlag: BoD™ – Books on Demand, Norderstedt

Printed in Germany

ISBN: 9-783732-281909

Die Rezepte wurden nach bestem Wissen und Gewissen erstellt und von der Autorin getestet. Trotzdem erfolgt jede Verwendung auf eigene Gefahr, es kann keine Haftung für eventuell auftretende Schäden übernommen werden. Vor der Verwendung von ätherischen Ölen sollte im Zweifel immer ein Arzt zurate gezogen werden. Die Beschreibungen der verwendeten Kräuter beruhen auf traditionellen Anwendungsgebieten und Überlieferungen, ihre Verwendung ersetzt keinen Besuch bei einem fachkundigen Arzt.

Sandra Cramm

Kräuterseifen

24 Rezepte von Ackerschachtelhalm bis Zistrose

Inhaltsverzeichnis

Warum Kräuterseife?   **5**

Die Seifenherstellung   **6**

Kaltverseifung   6

Heißverseifung   7

Glyzerinseife   7

Verarbeitung der Kräuter   **8**

Ölauszug (Mazerat)   8

Alkoholauszug (Tinktur)   9

Wässriger Auszug (Sud)   10

Pflanzenteile   10

Honig, Milch, Meersalz, Tonerde...   10

Woher bekomme ich die Kräuter?   11

Utensilien   **12**

Bekleidung und Schutz   12

Geräte   13

Formen   14

Rezepte   **15**

Spitzwegerich   16

Basilikum   18

Zistrose   20

Ackerschachtelhalm   22

Walnuss   24

Sonnenhut   26

Oregano   28

Rosmarin   30

Linde   32

Gelbholz   34

Hamamelis   36

Brennnessel   38

Ringelblume   42

Heidekraut   44

Teestrauch   46

Schafgarbe   48

Lorbeer   50

Kamille   52

Bärlapp   54

Lavendel   56

Thymian   58

Sanddorn   60

Minze   62

Odermennig   64

Seifenfotos   **40-41**

     66-67

Warum Kräuterseife?

Die Verwendung von Kräutern zur Heilung und Pflege des Körpers war den Menschen schon vor tausenden von Jahren bekannt. Die alten Ägypter, die Babylonier, die Inder oder auch die Chinesen beschrieben in alten Schriften die Verwendung von Pflanzen und haben dieses Wissen bis in heutige Zeit überliefert. Es zeigt sich, dass unabhängig von der Kultur der Völker eine medizinische Anwendung von Blättern, Blüten, Wurzeln und anderen Pflanzenteilen bei den Menschen schon vor ewigen Zeit geschätzt und praktiziert wurde.

Heute spielt die Phytotherapie wieder eine größere Rolle, auch wenn Heilpflanzen oft durch standardisierte Wirkstoffpräparate ersetzt werden. Es lohnt sich, das alte Kräuterwissen unserer Großmütter wieder in Erinnerung zu rufen und die heilende Wirkung der Pflanzen für den Körper zu nutzen. Viele Pflanzen wachsen direkt vor unserer Haustür, oft als Unkraut unbeachtet am Wegesrand.

Dabei schlummert in ihnen eine großartige Kraft, die wir uns zunutze machen können. Für die Seifenherstellung eignen sich besonders Kräuter, die traditionell zur Hautpflege verwendet werden. Hierzu zählen bekannte Pflanzen wie Ringelblume, Hamamelis und Kamille ebenso wie etwas ausgefallenere Kandidaten wie beispielsweise Bärlapp, Spitzwegerich und Besenheide. Viele Kräuter enthalten Stoffe die entzündungshemmend, adstringierend, pilztötend, beruhigend oder tonisierend wirken.

Die Haut ist unser größtes Organ, das wir gut behandeln und pflegen sollten, damit es uns lange vor Umwelteinflüssen schützt. Kräuterseifen können uns hier unterstützen und einen wichtigen Beitrag zur Gesunderhaltung der Haut leisten.

Die Seifenherstellung

Kaltverseifung

Die schonendste und auch allgemein bekannteste Art der Herstellung von Naturseifen ist die Kaltverseifung. Hierbei werden Lauge und Fette etwa handwarm abgekühlt und dann verrührt, bis eine puddingähnliche Masse entsteht. Diese wird dann in Formen gegossen in denen sie dann innerhalb weniger Stunden fest wird. Bis die chemische Reaktion vollständig abgeschlossen ist und die Seife eine ausreichende Milde erhalten hat, gehen noch 6-12 Wochen ins Land, in denen die Seife reifen muss.

Dieses Verfahren eignet sich besonders, wenn empfindliche Kräuteröle und Mazerate verwendet werden sollen, sowie zur Zugabe von feinen weichen Pflanzenteilen wie beispielsweise Blütenblätter, die sich gut verteilen können. Diese Methode wird als klassisches Verfahren am häufigsten in diesem Rezeptbuch zu finden sein.

Vorteile:

- Öle werden schonend verarbeitet.

- Die Seifenmasse lässt sich gut gießen und einformen.

- Pflanzenteile verteilen sich gleichmäßig.

- Es ist kein stundenlanges Erhitzen der Seifenmasse nötig, die Herstellung geht recht schnell.

Nachteile:

- Nicht alle Kräuterzusätze lassen sich auf diese Weise gut verarbeiten (z.B. Rinden die Gerbsäuren enthalten).

- Manchmal trennt sich die Seife in der Form (z.B. bei Zugabe von Tonerde oder Kohle).

- Die Seife braucht eine relativ lange Reifezeit von 6-8 Wochen.

Heißverseifung

Bei der Heißverseifung wird das Fett-Lauge-Gemisch zunächst wie bei der Kaltverseifung zusammengerührt und dann über einige Stunden erhitzt, um den Prozess der Verseifung zu beschleunigen. Die Seife ist danach im Grunde fertig verseift, jedoch tun ihr etwa 2 Wochen Reifezeit ganz gut, um noch milder zu werden.

Diese Methode eignet sich für einige pflanzliche Zusätze, die auf Grund ihres pH-Wertes (bestimmte Säuren, beispielsweise Gerbsäure) den Verseifungsprozess bei der Kaltverseifung unterbrechen und stören könnten, sodass die Seife sich in der Form trennt.

Vorteile:

- Die Seife kann bereits nach zwei Wochen verwendet werden.

- Fast alle Zusätze können eingearbeitet werden.

Nachteile:

- Die recht feste Konsistenz macht ein Einformen schwieriger.

- Empfindliche Öle sollten nicht so sehr erhitzt werden.

Glyzerinseife

Die Glyzerinseife oder auch Transparentseife wird mithilfe von Alkohol hergestellt, was uns die Möglichkeit gibt, auch alkoholische Tinkturen in der Seife zu verarbeiten. Die Herstellung erfordert jedoch etwas mehr Zeit, da zunächst eine fertige Seife im Heißverfahren hergestellt werden muss.

Manche Menschen empfinden Glyzerinseife als etwas austrocknend. Dies liegt nicht nur am Alkoholgehalt sondern oft auch daran, dass für eine wirklich transparente Seife keine oder nur eine geringe Überfettung vorgenommen werden darf, was uns jedoch nicht weiter stören soll. Unser Augenmerk liegt auf der Pflege durch die Inhaltsstoffe, sodass wir eine „trübe" Seife in Kauf nehmen.

Vorteile:

- Alkoholische Tinkturen können verwendet werden

Nachteile:

- Die Herstellung dauert mehrere Stunden

- Alkohol kann die Haut unter Umständen austrocknen

Ölauszug (Mazerat)

Hierbei werden Kräuter oder Pflanzenteile in ein Gefäß gefüllt und dann mit Öl aufgegossen. Das Verhältnis sollte hier bei etwa 1 Teil Pflanze zu 3 Teilen Öl liegen, auf jeden Fall aber müssen alle Kräuter komplett vom Öl bedeckt sein. Die Pflanzen dürfen nicht feucht sein, da das Öl ranzig oder gar schimmelig werden kann. Wenn frische Pflanzenteile verwendet werden, sollten diese zunächst 1-2 Tage Trocknungszeit bekommen. Schneller geht es im Backofen bei 50-80°C und geöffneter Tür, hier reichen meist 30-60 Minuten zur Trocknung. Die Kräuter füllt man nun in ein Schraubdeckelglas, beispielsweise ein ausgedientes Marmeladenglas.

Für einen Ölauszug eignet sich besonders Olivenöl, da es relativ stabil und haltbar ist, aber auch Rapsöl oder Sonnenblumenöl können verwendet werden. Das Öl kann leicht erwärmt werden (ca. 50°C) ehe es in das Glas zu den Kräutern gegossen wird.

Ist der Auszug angesetzt, sollte dieser etwas warm aber dunkel stehen, beispielsweise nahe der Heizung oder in der Nähe eines Ofens (jedoch nicht zu heiß werden lassen, Glasgefäße können bei einseitiger Hitze springen!).

Der Ansatz sollte mindestens jeden dritten Tag geschüttelt werden, insgesamt dauert der Auszug nun 2-4 Wochen. Nach Ablauf dieser Zeit wird das Öl filtriert und ist bereit zum Einsatz.

Im Grunde lassen sich alle Kräuter gut zu Ölauszügen verarbeiten, besonders aromatisch und auch in der Küche geschätzt sind Salbeiöl, Basilikumöl und Thymianöl. Sollten Sie also etwas zu viel Öl angesetzt haben, verwenden Sie es doch das nächste Mal in der Küche, beispielsweise in einem Salatdressing.

Alkoholauszug (Tinktur)

Tinkturen werden in der Regel auch für die innere Einnahme hergestellt, beispielsweise kann aus Kräutertinkturen auch ein Magenbitter oder Likör hergestellt werden. Hierfür muss ein hochprozentiger Trinkalkohol verwendet werden, der nachher mit Wasser auf etwa 40 vol% verdünnt wird. Da dieser Trinkalkohol auf Grund von Steuern und Abgaben sehr teuer ist, greift man in der Regel direkt auf Wodka oder Doppelkorn aus dem Supermarkt zurück, der mit 38-40 vol% bereits die gewünschte Alkoholkonzentration hat.

Allerdings bedeutet dies auch, dass neben den 40% Alkohol auch 60% Wasser enthalten sind, die unsere Seife stark verwässern würden. Stattdessen verwenden wir hochprozentigen Alkohol, der vergällt und somit nicht zur inneren Einnahme geeignet ist. Geeignet ist Ethanol oder Isopropylalkohol, die man im chemischen Handel bekommt.

Die Vorgehensweise ist ähnlich der des Ölauszuges. Man bedeckt 1 Teil Pflanzen mit 3 Teilen Alkohol, am besten verwendet man auch hierfür ein Schraubdeckelglas. Der Auszug dauert ca. 1-2 Wochen, das Gefäß sollte mindestens alle 3 Tage bewegt werden.

Der Alkoholauszug eignet sich nicht nur für Pflanzenteile wie Blätter und Rinden, sondern besonders für Harze wie Weihrauch oder Labdanum. Harze verbessern die Festigkeit und das Aussehen von Glyzerinseifen und wurden früher so gut wie immer zu deren Herstellung verwendet. Aber Achtung: Die verwendeten Gefäße lassen sich meist kaum reinigen, da sie von einer sehr klebrigen harzigen Schicht überzogen werden. Zur Reinigung von Gerätschaften und Gefäßen eignet sich einfaches Speiseöl, das die Harzschicht lösen kann. Spülmittel kann in der Regel nicht viel ausrichten.

Wässriger Auszug (Sud)

Diese Form des Pflanzenauszugs kennt jeder, der sich schon mal einen Tee zubereitet hat. Hierbei werden die Pflanzenteile mit kochendem Wasser übergossen und einige Minuten stehen gelassen, bis die Pflanzenteile abgesiebt bzw. herausgenommen werden können. Dieser Sud kann bei der Seifenherstellung zum Auflösen des NaoH bzw. KOH verwendet werden und bildet dann die Lauge. Vorher muss der Sud jedoch völlig abgekühlt sein, da die Lauge sonst stark erhitzen und überschäumen kann. Um möglichst wenig Kalk und andere gelöste Stoffe zu verarbeiten, sollte für einen Sud nur destilliertes Wasser oder Regenwasser verwendet werden.

Erhitzen Sie etwa die doppelte Menge des im Rezept angegeben Wassers in einem Topf auf dem Herd. Geben Sie eine Handvoll Kräuter hinzu und kochen Sie alles ca. 2 Minuten auf. Dann stellen Sie den Herd ab und lassen alles noch ca. 10 Minuten ziehen. Nachdem die Kräuter abgesiebt wurden, muss der Sud abkühlen.

Pflanzenteile

Natürlich können auch ganze Pflanzenteile bei der Seifenherstellung verwendet werden. Allerdings sollten die Stücke nicht zu grob sein, die man im Seifenleim versenkt, da der starke Peelingeffekt nachher die Haut reizen kann. Pflanzenmaterial sollte zu feinem Pulver zermahlen werden oder sehr weich sein, wie beispielsweise Blütenblätter.

Geeignet sind beispielsweise Rosenblätter, Ringelblumenblüten sowie gemahlene Lavendelblüten und getrocknete und gemahlene Blätter (Brennessel, Salbei etc.).

Honig, Milch, Meersalz und Tonerden...

... sind nur einige der weitere Zusätze, die in hautpflegenden Seifen verwendet werden können. Milch macht die Haut geschmeidig, Honig enthält Polyphenole und Flavone, die entzündungshemmend wirken. Meersalz entschlackt und wirkt dank seinem Gehalt an Mineralien tonisierend auf die Haut. Tonerde kann helfen, Pickelchen loszuwerden und fettige Haut zu beruhigen.

Woher bekomme ich die Kräuter?

Am besten ist es natürlich, die Kräuter und Pflanzen frisch aus der Natur zu holen. Wer auf dem Land wohnt, kennt sich in seiner Umgebung vielleicht schon etwas aus, aber auch für Stadtbewohner lohnt sich ein Ausflug am Wochenende.

Es ist zunächst darauf zu achten, dass man keine Pflanzen im Naturschutzgebiet oder auf Privatgrundstücken pflückt (außer natürlich, man hat die Erlaubnis vom Eigentümer). Außerdem sollten Kräuter auch nicht an den Rändern stark befahrener Straßen geerntet werden um Schadstoffbelastung zu vermeiden. Es gilt der Leitsatz, dass stets nur soviel gepflückt wird, wie man wirklich verarbeiten kann und immer so wenig, dass der Pflanzenbestand an dieser Stelle nicht gefährdet wird.

Pflücken Sie nur an sonnigen Tagen und nicht im Regen oder bei Nebel, da dies die Qualität der Pflanzen beeinträchtigt und sie zu Schimmelbildung neigen. Die besten Zeiten sind vormittags und am späten Nachmittag, da besonders im Sommer die Mittagshitze die Kräuter etwas schlappwerden lässt.

Recht einfach zu finden sind Brennnessel, Spitzwegerich, Gänseblümchen, Schafgarbe, Efeu, Birke, Kiefer, Linde oder Heide. Erkundigen Sie sich jedoch vorher, welche Arten geschützt sind und nicht überall gepflückt werden dürfen. Frische Kräuter sollten vor der Verwendung ebenfalls 1-2 Tage trocknen dürfen um den Gehalt an Feuchtigkeit etwas zu reduzieren.

Viele Pflanzen kann man im Gartencenter kaufen, hierzu zählen Lavendel, Zistrose, Hibiskus und noch viele mehr.

Manche Kräuter bekommt man sogar ganz einfach frisch im Supermarkt als Gewürz, beispielsweise Rosmarin, Basilikum oder Salbei.

Natürlich kann man jede der in diesem Buch verwendeten Pflanzen auch eben so gut in der getrockneten Variante verwenden, eine große Auswahl findet man im Internet. Als Tee, Räucherwerk oder getrocknetes Gewürz bekommt man zum Beispiel Kamillenblüten, Gelbholz, Oregano und sehr viele mehr.

Bekleidung und Schutz

Da mit hochgradig ätzender Lauge gearbeitet wird, ist Schutzkleidung absolut Pflicht. Auch die Arbeitsflächen in der Küche sollten geschützt werden, während der Arbeit sollte man essen und trinken vermeiden. In diesem Moment ist die Küche ein Labor, d.h. auch Kinder, Tiere oder andere Gäste haben hier nichts verloren. Sie benötigen:

▶ Eine Schutzbrille (Laugespritzer in den Augen kann im schlechtesten Fall zur Erblindung führen)

▶ Einen langärmeligen Kittel (nicht zuletzt zum Schutz ihrer Kleidung)

▶ Handschuhe (Lauge auf der Haut kann zu schwerwiegenden Verätzungen führen)

▶ Küchenkrepp um etwaige verschüttete Seife oder Lauge direkt wegzuwischen

▶ Essig um Lauge und frische Seife zu neutralisieren

Ziehen Sie Schutzbrille, Handschuhe und Kittel an, bevor Sie mit dem Abwiegen von Lauge und weiteren Zutaten beginnen.

Spritzer auf Oberflächen können Sie mit Küchenkrepp und Essig abwischen, damit wird der pH-Wert neutralisiert und Sie müssen nicht befürchten, dass die Oberfläche zu sehr angegriffen wird. Wenn Sie dies vermeiden möchten, sollten Sie grundsätzlich die nähere Umgebung um ihren Herd mit Zeitungspapier abdecken. Aber Vorsicht wenn Sie einen Gasherd haben, nicht dass die Zeitung Feuer fängt!

Geräte

Alle Gerätschaften sollten grundsätzlich nur zur Seifenherstellung verwendet werden und nicht mehr für die Zubereitung von Lebensmitteln. Die wichtigsten sind:

- Großer Topf aus Edelstahl oder Emaille (kein Aluminium verwenden!)

- Stabmixer bzw. Zauberstab

- Waage mit grammgenauer Anzeige

- 1-2 Kunststofflöffel

- 1 temperaturbeständiger Gummispatel

- 2-3 Plastikbehälter (große ausgespülte Joghurtbecher oder ähnliches)

- 1-2 großes Schraubdeckelgläser

- Je nach Rezept weiteres Zubehör wie Stäbchen zum Marmorieren oder Gefäße zum Aufteilen und Färben des Seifenleims.

Die Fette und Öle werden ebenso wie die NaOH-Pellets und das Wasser mithilfe der Waage möglichst genau abgewogen. Hier können Sie alte Joghurtbecher und Kunststofflöffel zur Portionierung zur Hilfe nehmen.

Die festen Fette werden zuerst im Topf bei geringer Hitze auf dem Herd geschmolzen und die Öle danach hinzugegeben. Die NaOH-Lauge wird in einem Schraubdeckelglas angerührt, wobei stets NaOH-Pellets nach und nach zum Wasser hinzugegeben wird, nie umgekehrt. Dies sollte immer draußen an frischer Luft erfolgen, atmen Sie die Dämpfe dabei nicht ein.

Der Stabmixer wird schließlich zum Durchmischen von Fett/Öl und Lauge verwendet, mit Hilfe des Gummispatels lässt sich der Seifenleim gut aus dem Topf herausnehmen und in die Formen füllen.

Formen

Im Fachhandel gibt es spezielle Seifenformen, hier unterscheidet man in der Regel zwischen Blockformen und Einzelformen. Wer diese Kosten scheut, kann aber auch auf sehr günstige Alternativen zurückgreifen:

▶ Aufgeschnittene und ausgespülte Getränkekartons (für Bärlappseife benutzt)

▶ Runde Chipsdosen mit Kunststoffbeschichtung auf der Innenseite (für Brennnesselseife und Sanddornseife benutzt).

▶ Lebensmittelverpackungen wie flache Kunststoffschalen (z.B. von einem Tiramisu, verwendet für Lavendelseife), Margarineschalen oder 5-Liter Eisverpackungen als Blockform.

▶ Silikonbackform groß und rund (beispielsweise für Odermennigseife benutzt) oder kleinere Motivbackformen.

▶ Als Kastenform besonders zum Marmorieren gut geeignet sind Schubladen, z.B. von einem schwedischen Möbelhaus aus einfachem Holz (Schreibtischutensilo). Diese Form ist etwas größer als DIN A4 und nimmt 1kg Seifenleim auf, sodass eine schöne Höhe der Seifenstücke von 2-3 cm entsteht.

Getränkekartons und Chipsdosen lassen sich leicht zerschneiden um die Seife auszuformen, alle anderen Formen sollten mit Frischhaltefolie oder eine aufgeschnittenen dünnen Mülltüte ausgelegt werden.

Die Seife wird nach dem Ausformen (außer natürlich bei den einzelnen Motivförmchen) in handliche Stücke geschnitten.

Um das Ausformen zu erleichtern, kann die Seife für 5-6 Stunden in das Gefrierfach gelegt werden.

Rezepte

Die Rezepte in diesem Buch sollen Anregungen sein, sich mit der Verwendung von Pflanzen und Kräutern für die Seifenherstellung auseinanderzusetzen. Es gibt auch hervorragende Kombinationen von Kräutern, die sich gegenseitig ergänzen können, hier sind der Fantasie keine Grenzen gesetzt. Wie wäre es einmal mit einer herben Salbei-Thymian-Rosmarin-Seife? Oder einer duftenden Lavendel-Sanddorn-Seife mit etwas ätherischem Patschuliöl?

In letzter Zeit ist die Verwendung von Fetten der Ölpalme sehr in die Kritik geraten, da für deren Plantagen Urwald abgeholzt wird und an dessen Stelle Monokulturen entstehen. Meine Rezepte enthalten Palmfett und Palmkernöl, da ich der Meinung bin, dass man diese auch aus kontrolliertem Anbau beziehen kann und man diese alternativen Anbaumethoden unterstützen sollte.

Wer trotz allem keine Palmfette verwenden möchte, findet auch einige Palmfett-freie Rezept in diesem Buch, die dann auch für andere Kräuter abwandelbar sind. Jedoch ist besonders für die Herstellung von Glyzerinseifen das Palmfett unabdingbar, da die enthaltene Palmitinsäure für die Festigkeit der Seife sorgt.

Versuchen Sie Sich vielleicht erst an einigen der hier vorgeschlagenen Rezepte für Einsteiger und halten Sie das ganze Jahr über die Augen auf, wenn Sie durch Wald und Wissen streifen. Sicher fallen Ihnen noch eine Menge toller duftender Seifen ein, die Sie mit der Kraft der Natur herstellen können. Auch im selbst angelegten Ziergarten gibt es oft noch eine Menge zu entdecken, ich wünsche Ihnen viel Spaß dabei!

Spitzwegerich

300g Olivenöl
      (Spitzwegerichmazerat)
200g Kokosöl
200g Palmöl
150g Palmkernöl
100g Sonnenblumenöl
50g   Rizinusöl

140g Natriumhydroxid (NaOH)
350g Spitzwegerichsud
4 EL Honig

Die Blätter des Spitzwegerich werden am besten von Mai bis August gesammelt, wenn die Pflanze blüht. Das Trocknen gestaltet sich oft schwierig, die Blätter werden leicht braun bis schwarz und verlieren dann ihre Wirksamkeit, also besser frisch verwenden. Bereits bei den alten Griechen und Römern wurde der Spitzwegerich bei Bissen von wilden Tieren oder Stichen von Skorpionen eingesetzt. Sogar Shakespeare besingt das Kraut in seinem Stück „Romeo und Julia". Der eher unscheinbare Spitzwegerich besitzt durch den Inhaltsstoff Aucubin eine antibiotische Wirkung, außerdem wirkt er reizmildern, zusammenziehend und wundheilungsfördernd. Man verwendet Spitzwegerich gerne bei juckender Haut, kleinen Verletzungen und Insektenstichen.

▶ Zunächst den Honig mit 2-3 TL Sud in einen kleinen Topf geben und vorsichtig erwärmen, bis der Honig sich gelöst hat, dann beiseite stellen.

▶ Den restlichen Sud mit dem Natriumhydroxid zur Lauge verrühren und abkühlen lassen.

▶ Dann die festen Fette (Kokos, Palm und Palmkern) bei geringer Hitze in einem Topf schmelzen.

▶ Anschließend die Öle hinzugießen und die Fettmischung auf Handwärme abkühlen lassen.

▶ Die kalte Lauge zum Fett geben und

mit dem Pürierstab nicht ganz bis zum Puddingstadium rühren, der Seifenleim sollte noch recht flüssig und Fließfähig sein.

» Den Seifenleim halbieren und zur einen Hälfte die Honiglösung geben.

» Beide Seifenleime abwechselnd in eine flache Kastenform geben, wer möchte kann noch mit einem Holzstäbchen durch die Masse ziehen und marmorieren.

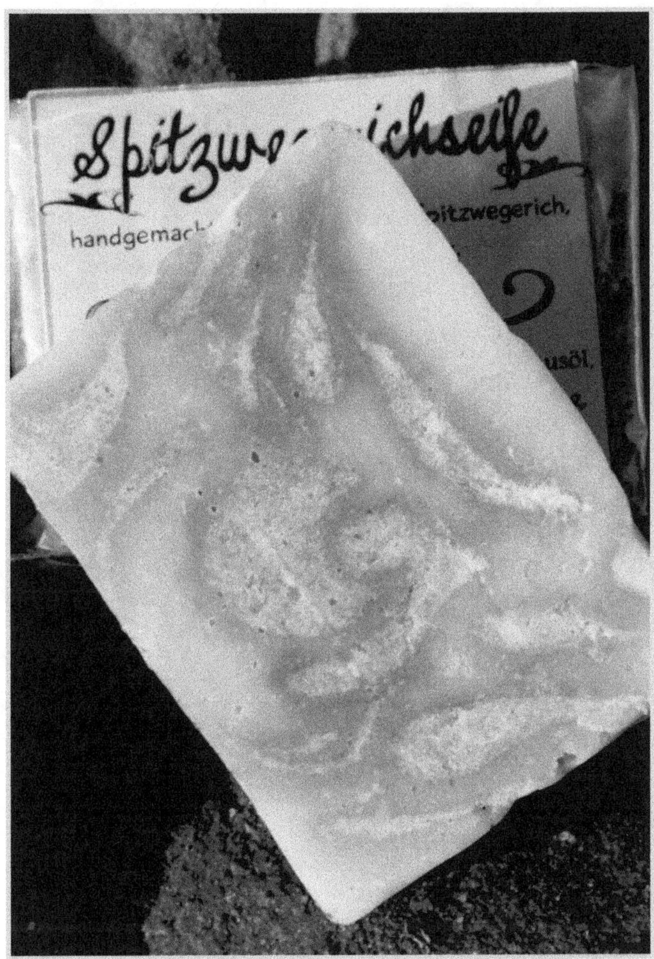

Tipps und Tricks:

Durch den Honig kann die Seife in eine heftige Gelphase kommen und dabei so heiß werden, dass der Leim sich trennt, die Seife stinkt und nachher im Zweifel in der Mülltonne am besten aufgehoben ist. Um dies zu vermeiden, sollte sehr kalt gearbeitet werden. Bei der Herstellung sollten Fette und Lauge nur noch handwarm sein und die eingeformte Seife darf nicht zu warm stehen. In der kälteren Jahreszeit kann sie nach draußen gebracht werden, ansonsten kann man die Blockform auch auf einige Kühlpacks oder Eiswürfel stellen.

Die Seife riecht wunderbar mild nach Honig, man kann aber je nach Lust und Laune auch noch ein Seifenduftöl verwenden.

Zistrose — Glyzerinseife mit Labdanum

300g Sonnenblumenöl
(Zistrosenmazerat)
500g Palmöl
150g Kokosöl
50g Wildrosenöl

135g Natriumhydroxid (NaOH)
520g Zistrosensud
550g Labdanumtinktur
260g Glyzerin
300g Zucker
40g ätherisches Geraniumöl
20g Seidenprotein

Die Zistrose wird in der modernen Phytotherapie zunehmend erfolgreich gegen Neurodermitis eingesetzt, da sie juckreizlindernd und entzündungshemmend wirkt. Auch bei anderen Ekzemen und Akne kann sie auf Grund ihrer bakteriziden Wirksamkeit helfen. Neue Forschungsergebnisse bestätigen angeblich sogar eine krebsvorbeugende Wirkung, die auf den hohen Gehalt an Polyphenolen zurückzuführen sei. Die Zistrosengewächse wachsen hauptsächlich in Südeuropa. Das duftende Harz der Zistrose wird als Labdanum bezeichnet und gerne zum Räuchern verwendet, gilt aber ebenfalls als antibakterieller und pilzabtötender Radikalenfänger.

- Die Lauge mit NaOH und 350g Zistrosensud anrühren.

- Die festen Fette (Palmöl, Kokosöl) bei geringer Hitze auf dem Herd schmelzen lassen, danach die anderen Öle hinzugeben.

- Die Lauge zu den Fetten geben und mit dem Stabmixer bis zum Puddingstadium rühren.

- Den Topf mit dem Seifenleim nun für insgesamt 2,5-3 Stunden bei 90°C in den Backofen stellen. Alle 45 Minuten umrühren.

- Die Masse ist fertig verseift, wenn sie eine gelartige, leicht transparente Form angenommen hat. Nun wird die Seife mit 400g Labdanumtinktur gelöst.

- Nachdem Sie die Tinktur zur Seife gegossen haben, rühren Sie zunächst per Hand um. Der Topf sollte bei kleiner Hitze auf dem Herd stehen. Lassen Sie alles etwas erwärmen und setzen Sie einen Deckel auf den Topf, atmen Sie die alkoholischen Dämpfe nicht ein und lüften Sie gut.

- In einem weiteren Topf erhitzen Sie die restlichen 150g Labdanumtintur auf ca. 60°C und geben das Glyzerin hinzu.

- Die Seifenlösung kann nun mit einem Stabmixer durchgerührt werden, damit sich die ganze Seife löst und eine homogene Masse entsteht. Zunächst wird alles noch etwas trüb sein, aber mit der Zeit setzt sich oben eine schaumige Schicht ab unter der die Lösung klar ist. Geben Sie nun die Alkohol-Glyzerinmischung hinzu.

- Nun erwärmen Sie die restlichen 170g Zistrosensud und lösen darin 300g Zucker. Diese Zuckerlösung geben Sie schließlich zur Seifenmasse hinzu.

- Zum Schluss kommen Geraniumöl und Seidenprotein in die Masse, danach kann diese eingeformt werden.

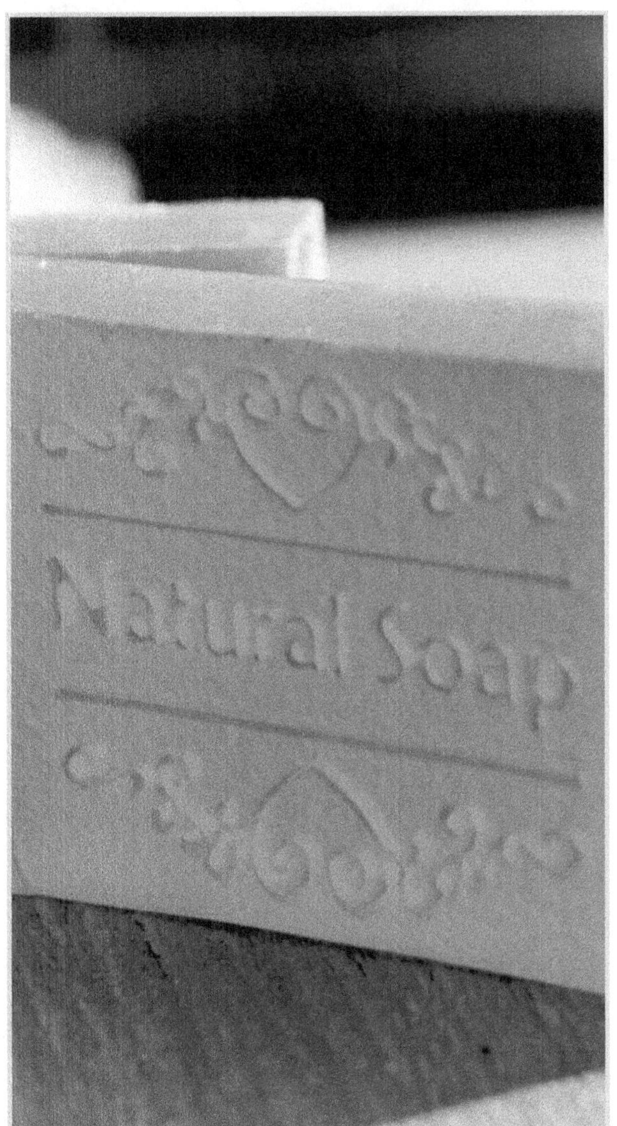

Tipps und Tricks:

Verwenden Sie einen Topf in ausreichender Größe, damit die Seifenmasse nicht so leicht überkocht und man auch noch umrühren und mixen kann. Im Zweifel halbieren Sie die Mengenangaben im Rezept.

Basilikum Seife im Kaltverfahren

400g Olivenöl
      (Basilikummazerat)
200g Kokosöl
200g Hanföl
100g Rizinusöl
100g Palmkernöl

140g Natriumhydroxid (NaOH)
350g Basilikumsud
20g   ätherisches Basilikumöl
2 EL Basilikumpulver

Der Basilikum kam vermutlich ursprünglich aus Nordindien und ist heute vor allem aus der italienischen Küche bekannt. Das Kraut kann gegen schlecht heilende Wunden und Hautabschürfungen helfen, außerdem wird Basilikumtee wird seit langer Zeit zum Gurgeln bei Halsentzündungen angewendet. Am besten sammelt man ihn ab Juli, wenn er zu blühen anfängt und trocknet die Stiele samt Blätter und Blüten. Im Supermarkt bekommt man Basilikum aber meist das ganze Jahr über frisch zu kaufen.

Basilikumöl wirkt antibakteriell und wird bei Akne angewendet, außerdem dient es zur Behandlung bei Insektenstichen. Es kann aber auch hautreizend wirken, sodass empfindliche Personen es nicht verwenden sollten.

- Die Lauge aus Basilikumsud und NaOH anrühren.

- Die festen Fette (Kokos- und Palmkernöl) im Topf bei geringer Hitze schmelzen, dann die Öle dazugeben.

- Alles mit dem Stabmixer verrühren bis der Seifenleim noch recht flüssig ist.

- Den Seifenleim aufteilen und eine Hälfte mit zu Pulver gemahlenen Basilikumblättern mischen. In die andere Hälfte das Basilikumöl geben.

- Eine Blockform mit zugeschnittenen Pappstücken in mehrere Kammern unterteilen, die zwei Seifenleime jeweils abwechselnd einfüllen. Anschließend die Pappe entfernen und noch einmal mit einem Holzstäbchen in geraden Strichen marmorieren.

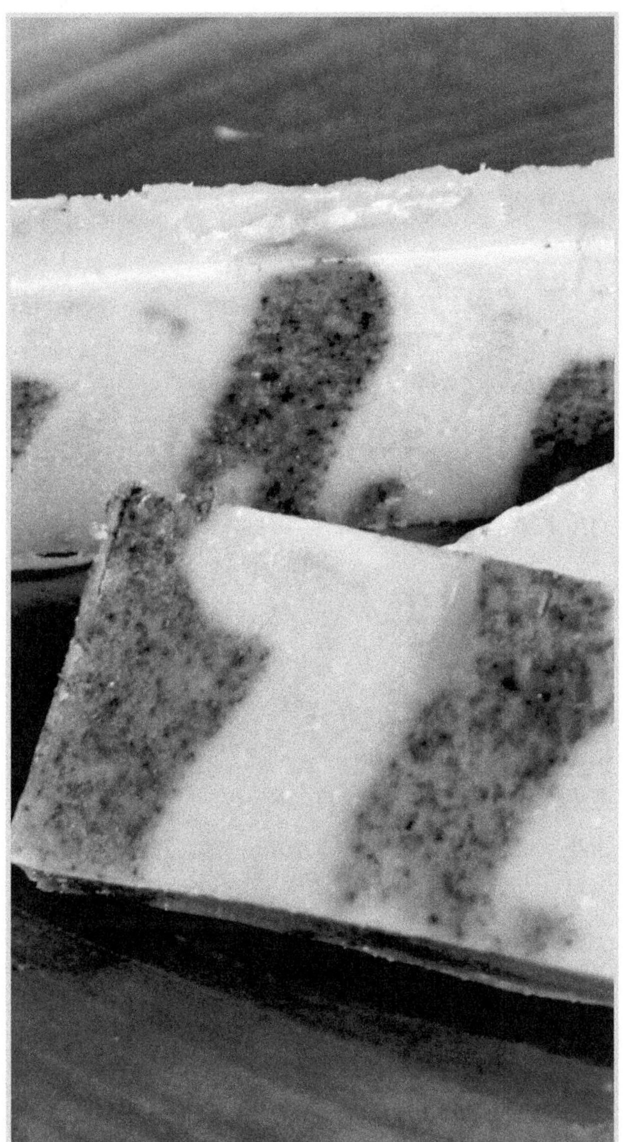

Tipps und Tricks:

Im Fachhandel gibt es Silikonblockformen mit entsprechend dazu passenden Acrylglas-Trennwänden. Diese erleichtern diese Art des Marmorierens der Seife und machen das Ergebnis exakter. Leider sind sie aber meist nicht ganz billig.

Ackerschachtelhalm

400g Olivenöl
      (Zinnkrautmazerat)
200g Kokosöl
200g Palmöl
100g Avocadoöl
100g Rizinusöl

138g Natriumhydroxid (NaOH)
250g Zinnkrautsud
250g Sole
destilliertes Wasser
2 TL Spirulinapulver
30g   Muskatellersalbeiöl
30g   Verbenaöl

Der Ackerschachtelhalm wird auch Zinnkraut genannt und ist ein urzeitliches Gewächs das bis zu 10% Kieselsäure enthält. Während die Pflanzen vor Millionen von Jahren noch meterhoch werden konnten, führen sie heute eher ein Schattendasein und wachsen klein, grün und blütenlos am Wegesrand. Der Schachtelhalm wirkt vor allem bindegewebsfestigend und regt den Hautstoffwechsel an, wird aber auch bei anderen Haut- und Haarproblem eingesetzt.

- Stellen Sie zunächst die Sole her. Hierfür bringen Sie etwa 300g destilliertes Wasser zum Kochen und gießen es anschließend in ein Schraubdeckelglas, das mindestens zu 1/3 mit Meersalz gefüllt ist. Die Lösung ist gesättigt, wenn sich Salz auf dem Boden absetzt und nicht mehr gelöst werden kann. Ist dies nicht der Fall, geben Sie weiteres Salz hinzu. Die Sole sollte nun etwas abkühlen. Sie können natürlich für die Sole auch Zinnkrautsud verwenden.

- Stellen Sie die Lauge aus NaOH und abgekühltem Zinnkrautsud her.

- Schmelzen Sie die festen Fette (Kokos- und Palmöl) bei geringer Hitze im Topf auf dem Herd und geben Sie anschließend die Öle hinzu.

- Die Lauge wird nun zur Fettmasse hinzugegeben und alles mit dem Stabmixer bis zum Puddingstadium gerührt. Geben Sie nun das Spirulinapulver hinzu, wenn Sie einen leichte mintgrüne Färbung in der Seife erreichen wollen. Danach kommt sie zunächst für 1 Stunde bei 90°C in den Backofen.

- Nach Ablauf der Zeit geben Sie 150g Sole hinzu, rühren um und stellen die Seife für eine weitere Stunde in den Backofen. Danach geben Sie die restlichen 100g Sole zur Masse, rühren wieder um und lassen die Seife noch etwa 30 Minuten im Ofen.

- Die Seife ist nun sehr bröselig und trocken. Geben Sie nach und nach destilliertes Wasser hinzu und mixen Sie mit dem Stabmixer gut durch, bis eine sämige Masse entstanden ist. Geben Sie zum Schluss das Muskatellersalbeiöl und das Verbenaöl hinzu und formen Sie dann die Seife in eine Blockform ein. Zum Schluss können Sie noch etwas Spirulinapulver darüber stäuben.

Tipps und Tricks:

Durch die beschriebene Methode wird die Seife sehr luftig, da sie zum Schluss regelrecht aufgeschlagen wird. Außerdem bilden sich kleine

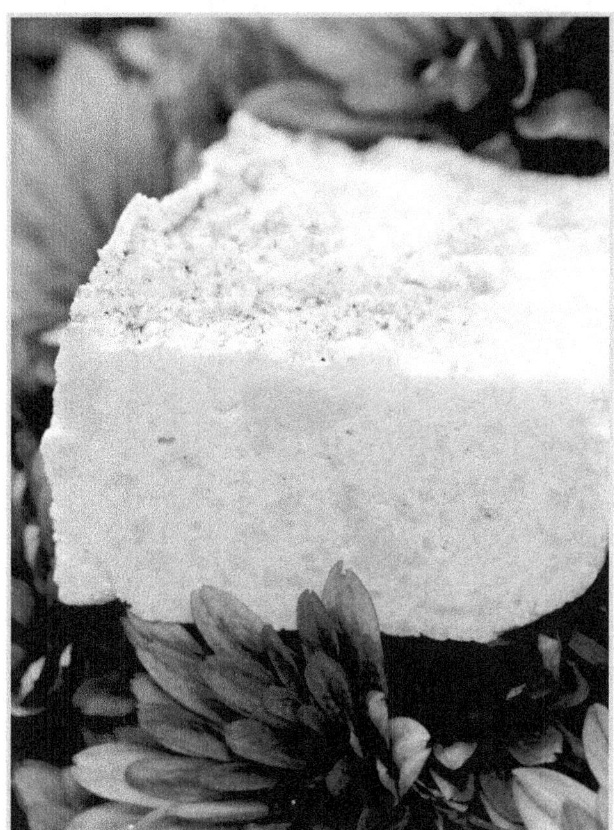

„Seifennester", wodurch die Seife später recht gut schäumt, was bei den sehr kompakten Salzseifen sonst eher nicht der Fall ist. Allerdings benötigt sie eine recht lange Trocknungszeit von mehreren Wochen, bis sie richtig fest ist. Schneiden Sie die Stücke aber besser schon nach einigen Tagen, sonst kann die Salzseife splittern wenn sie zu trocken und fest geworden ist.

Wer diesen ganzen zeitlichen Aufwand vermeiden möchte, kann natürlich auch eine Salzseife im Kaltverfahren herstellen, erhält dann aber kein so schön fluffiges Seifenwölkchen.

ohne Palmöl

Walnuss

Seife im Kaltverfahren mit Kakao

400g Sonnenblumenöl
      (Walnussblättermazerat)
250g Kokosöl
200g Walnussöl
100g Erdnussöl
50g   Rizinusöl

135g Natriumhydroxid (NaOH)
350g Walnussblättersud
2 TL Kakaopulver
20g   Zimtöl
10g   Muskatöl

Für unsere Seife verwenden wir nicht die Walnussschale, sondern die Blätter des Walnussbaums. Diese enthalten bis zu 10% Gerbstoffe und wirken zusammenziehend, entzündungshemmend und juckreizstillend, weshalb sie bei Ekzemen und Sonnenbrand geeignet sind. Auch bei vermehrter Schweißbildung wird eine Abkochung aus Walnussblättern gerne zum Waschen verwendet.

Kakao ist reich an Flavanolen und kann damit die Hautdurchblutung verbessern. Er soll die Haut glätten und darüber hinaus hat sein Duft eine stimmungsaufhellende Wirkung.

- Die Lauge aus NaOH und Walnussblättersud anrühren.

- Das Kokosöl im Topf schmelzen, dann die flüssigen Öle hinzugeben.

- Wenn Lauge und Fett auf Handwärme abgekühlt sind, beides vermischen und mit dem Stabmixer bis zum Puddingstadium rühren.

- Den Seifenleim nun aufteilen und in eine Hälfte das Kakaopulver einrühren. Mit dem Stabmixer lassen sich Klümpchen gut auflösen.

- Zimtöl und Muskatöl zum ungefärbten Teil des Seifenleims geben und per Hand einrühren (nicht mehr mixen).

- Die Seife farblich abwechselnd in eine Blockform geben und etwas mit einem Stäbchen marmorieren.

Tipps und Tricks:

Die Walnussseife ist auf Grund der Gerbsäuren aus den Walnussblättern eigentlich eher für die Heißverseifung geeignet. Sollte man während der Seifenherstellung Probleme bekommen (die Seife trennt sich beim Mixen etc.), kann man als „Notfallrettung" auch eine Heißverseifung machen. Dann ist die Seife jedoch gleichmäßig braun und kann nicht marmoriert werden.

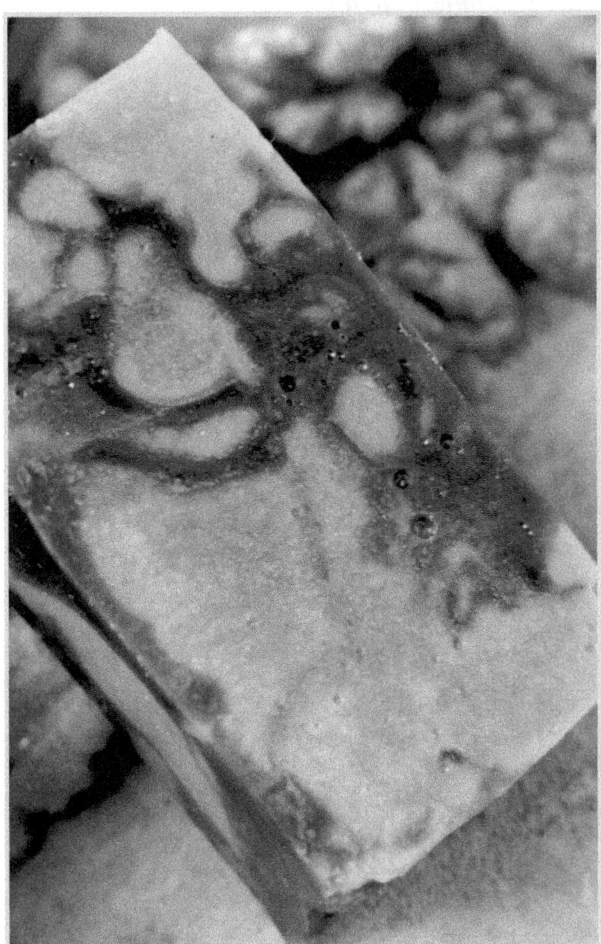

Sonnenhut

400g   Rapsöl
       (Sonnenhutmazerat)
300g   Sheabutter
250g   Kokosöl
50g   Rizinusöl

134g   Natriumhydroxid (NaOH)
320g   Sonnenhutsud
4 TL   Drachenbluttinktur
2 TL   Benzoe Resinoid
10g   Bittermandelöl
20g   Bergamotteöl
20g   Mandarinenöl
8g   Zimtöl

Den Sonnenhut kennen die meisten als immunanregendes Echinacea-Präparat aus der Apotheke. Aber auch in der Hautpflege wird die Pflanze seit langem verwendet. Auszüge aus Sonnenhut werden traditionell bei wunder Haut und Abszessen angewendet.

Man vermutet, dass bei äußerer Anwendung eine lokale Anregung der Immunzellen der Haut verantwortlich für den heilenden Effekt ist. Die Indianerstämme in Nebraska und Missouri verwendeten die Pflanze bereits vor Jahrhunderten in Form von Brei bei Jagdverletzungen und Schlangenbissen. Auch heute können wir uns die entzündungshemmenden Eigenschaften der Echinacea zunutze machen.

- Die Lauge aus Sonnenhutsud und NaOH anrühren.

- Die festen Fette (Sheabutter und Kokosöl) im Topf bei geringer Hitze schmelzen, dann die Öle dazugeben.

- Alles mit dem Stabmixer verrühren bis der Seifenleim noch recht flüssig ist. Dann das Benzoe Resinoid hinzufügen und bis kurz vorm Puddingstadium weiterrühren (die Seife darf zum Marmorieren noch nicht zu dick sein).

- Den Seifenleim aufteilen und eine Hälfte mit Drachenbluttinktur färben. In diesen Teil auch die Mischung der ätherischen Öle geben.

- Mit Hilfe eines Trichters abwechselnd in eine runde Chipsdose einfüllen. Wer möchte kann danach noch etwas mit einem langen Stäbchen eintauchen und durch Hin- und Her-Bewegungen marmorieren.

Tipps und Tricks:

Benzoe wird seit Jahrhunderten als Schönheitsmittel für die Haut eingesetzt, es hat einen warmen balsamischen Duft und wirkt antibakteriell und beruhigend.

Ebenso positiv soll sich Drachenblut auf die Haut auswirken. Die Tinktur wird aus Baumharz hergestellt und soll schon von den Indianern vor langer Zeit bei Wunden und Verletzungen genutzt worden sein.

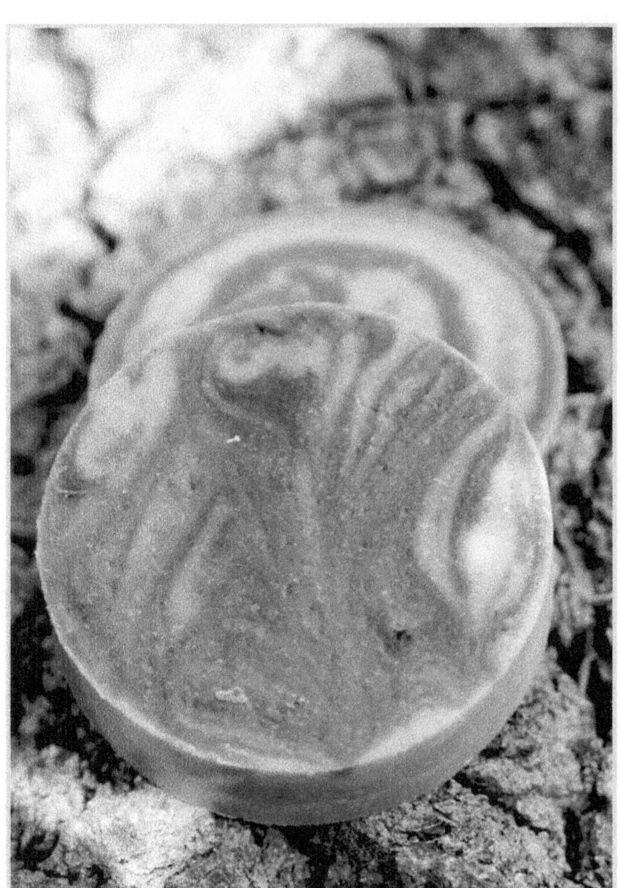

Oregano ## Seife im Kaltverfahren

400g   Olivenöl
       (Oreganomazerat)
150g   Palmkernöl
100g   Rapsöl
100g   Babassuöl
100g   Kakaobutter
100g   Rizinusöl
50g   Arganöl

135g   Natriumhydroxid (NaOH)
350g   Oreganosud
40g   ätherisches Oreganoöl
1 EL   gehackter Oregano bzw. Dost

Kaum jemand weiß, dass sich hinter dem Gewürzkraut Oregano auch die schon lange bekannte Heilpflanze Dost verbirgt. Das Kraut wächst bevorzugt an sonnigen, trockenen Kahlschlägen und auf Kalkwiesen. Die beste Sammelzeit erstreckt sich von Juni bis September. Die Pflanze, die auch als wilder Majoran bekannt ist, hat bakterienabtötende Eigenschaften, weshalb das ätherische Öl bei Ekzemen aber auch bei Cellulite eingesetzt werden kann. Diese Wirkung ist auch auf den Gehalt an Gerbstoffen zurückzuführen.

- Die Lauge aus NaOH und Oreganosud anrühren.

- Die festen Fette (Palmkernöl, Babassuöl und Kakaobutter) bei kleiner Hitze im Topf schmelzen, anschließend die Öle hinzugeben.

- Lauge und Fette vermischen. Mit dem Stabmixer nicht ganz bis zum Puddingstadium rühren, die Seife sollte noch recht flüssig sein.

- Das Oreganoöl zum Schluss hinzugeben, kurz unterrühren und den Seifenleim schnell einformen.

- Zum Schluss etwas gehackten Oregano über die Seife streuen, besonders hübsch sehen frische Oreganoblüten aus.

Tipps und Tricks:

Das Oreganoöl neigt dazu, die Seife sehr schnell andicken zu lassen. Nachdem man das Öl schnell in die Masse gerührt hat, sollte man sie innerhalb weniger Sekunden eingeformt haben.

Man kann auch fein gemahlenes Oreganopulver direkt in den Seifenleim geben, so erhält man zusätzlich einen leichten Peelingeffekt.

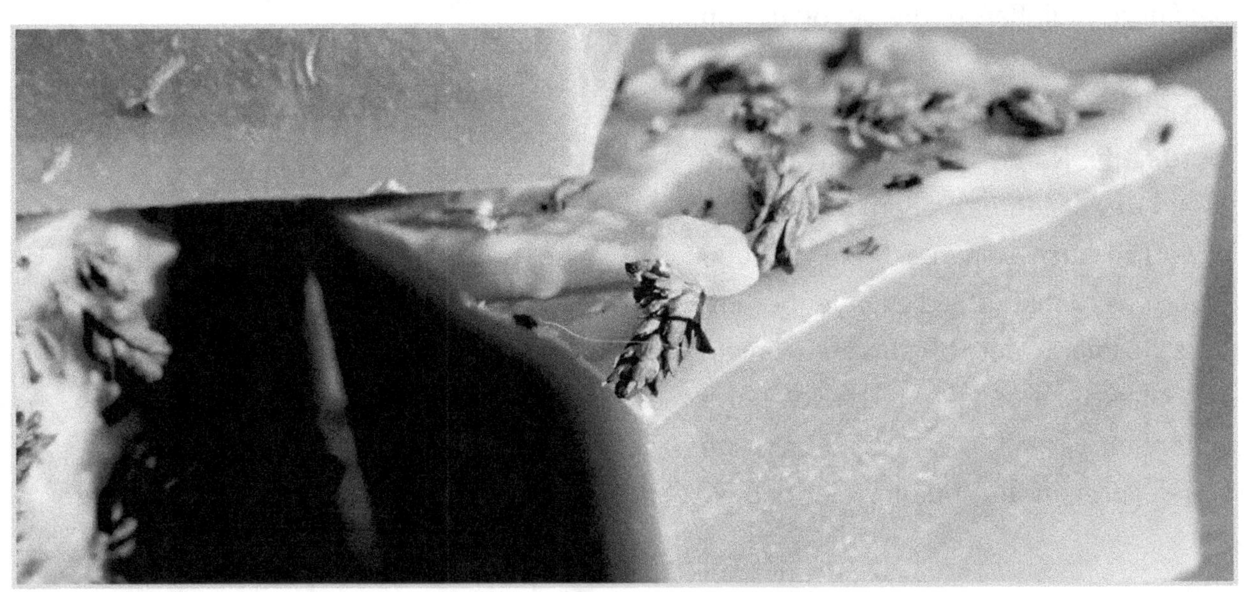

Rosmarin

400g Olivenöl
       (Rosmarinmazerat)
200g Sheabutter
160g Kokosöl
100g Erdnussöl
100g Palmöl
40g   Babassuöl

135g Natriumhydroxid (NaOH)
350g Rosmarinsud
40g   ätherisches Rosmarinöl
60g   Honig

damit bei der Behandlung von niedrigem Blutdruck eine Rolle, in der Schwangerschaft sollte man das Kraut jedoch aus diesem Grund strikt meiden. Auf der Haut angewendet wirkt Rosmarin adstringierend und tonisierend sowie antibakteriell und pilzabtötend.

Rosmarin ist seit langer Zeit eine bekannte Heilpflanze, die bevorzugt im Mittelmeerraum wächst und 2011 sogar zur Heilpflanze des Jahres gekürt wurde. Ihr Name bedeutet soviel wie „Tau des Meeres", den das Kraut sicherlich auch seinen schönen blauen Blüten verdankt. Die Legende besagt, dass Rosmarin der 72-jährigen Königin von Ungarn zu ungeahnter Frische und Schönheit verhalf. Die Pflanze hat eine stark anregende Wirkung und spielt

- Den Honig mit 3 EL des Rosmarinsuds verrühren und dabei leicht erwärmen, sodass er sich gut löst. Zunächst beiseite stellen.

- Die Lauge aus NaOH und Rosmarinsud anrühren, abkühlen lassen.

- Die festen Fette (Sheabutter, Kokosöl, Palmöl und Babassuöl) bei geringer Hitze im Topf schmelzen, danach die Öle hinzugeben.

- Die Lauge zum Fett geben, hierbei sollte sehr kalt gearbeitet werden (nicht wärmer als 25°C Grad in Lauge und Fettmasse). Alles mit dem Stabmixer rühren, nicht bis zum Puddingstadium, die Seife sollte noch recht flüssig sein.

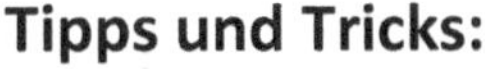 Nun den Honig und das Rosmarinöl unterrühren und die Seife zügig einformen. Man merkt bereits, wie sich der Leim erhitzt, sodass Einzelformen etwas besser geeignet sind. Bei einer Blockform muss für ausreichend Kühlung gesorgt werden.

Tipps und Tricks:

Honigseifen können sich während der Gelphase stark erhitzen, sodass die Seife sogar dunkelbraun werden kann, sich trennt und stinkt. Wer auf Nummer sicher gehen will, stellt die Form (besonders Blockformen) nach dem Einformen für etwa 1 Stunde in den Kühlschrank. Danach kann die Seife wie gewohnt bei Raumtemperatur weiter fest und schließlich ausgeformt werden. Wenn die Gelphase unterdrückt wurde, braucht die Seife

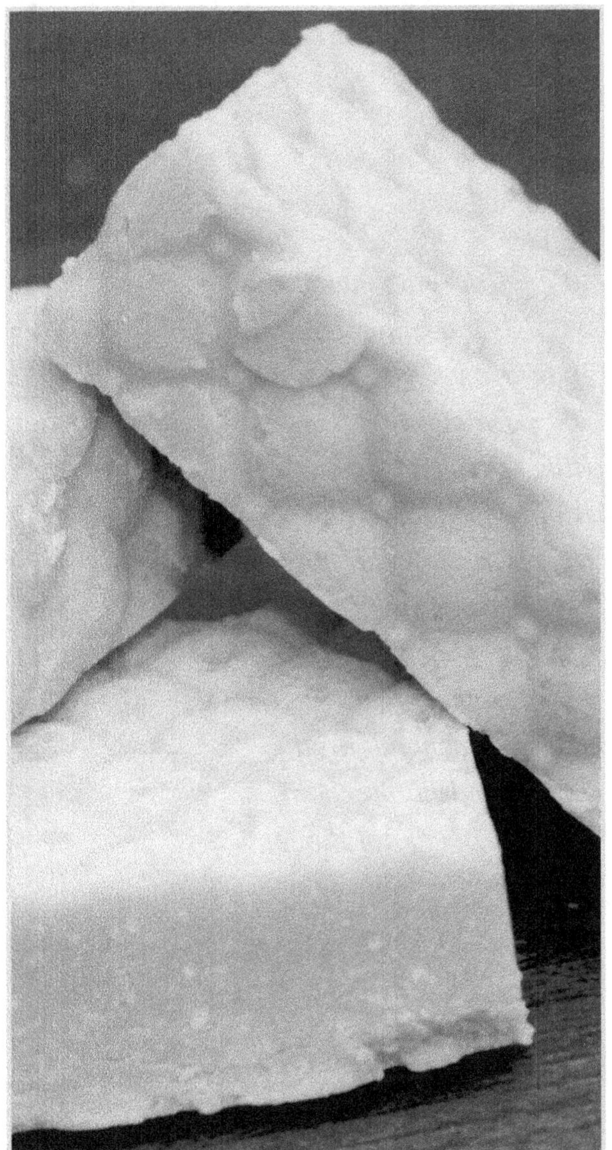

aber erfahrungsgemäß eine längere Reifezeit von bis zu 2 Monaten.

Vom zunächst starken Rosmaringeruch sollte man sich nicht irritieren lassen. Dieser nimmt nach ein paar Wochen ab und dafür kommt der warme Honigduft stärker zum Vorschein, eine tolle Mischung für die Nase und die Haut.

Linde

SEIFE IM KALTVERFAHREN MIT HONIG

400g   Sonnenblumenöl
       (Lindenblütenmazerat)
200g   Kokosöl
100g   Palmöl
100g   Distelöl
100g   Macadamianussöl
100g   Aprikosenkernöl
4g   Bienenwachs

138g   Natriumhydroxid (NaOH)
350g   Lindenblütensud
60g   Lindenblütenhonig
40g   Seifenduftöl Lindenblüte
2 TL   Kurkuma gemahlen

Lindenblütentee wird traditionell als Mittel bei Grippe und Fieber verwendet, allerdings hat die Linde weit darüber hinausgehende Eigenschaften. Die Lindenblüte kann die Abheilung von Wunden fördern und hilft bei Furunkeln und Abszessen. Bekannt und beliebt ist auch der duftende Lindenblütenhonig.

- Den Honig mit 3 EL des LIndenblütensuds verrühren und dabei leicht erwärmen, sodass er sich gut löst. Zunächst beiseite stellen.

- Die Lauge aus NaOH und Lindenblütensud anrühren, abkühlen lassen.

- Die festen Fette (Kokosöl, Palmöl und Bienenwachs) bei geringer Hitze im Topf schmelzen, danach die Öle hinzugeben.

◗ Die Lauge zum Fett geben, hierbei sollte sehr kalt gearbeitet werden (nicht wärmer als 25°C Grad in Lauge und Fettmasse). Alles mit dem Stabmixer rühren, nicht bis zum Puddingstadium, die Seife sollte noch recht flüssig sein.

◗ Nun die Honiglösung, Kurkuma und das Seifenduftöl hinzugeben, nur kurz mit dem Stabmixer rühren.

◗ Möglichst schnell einformen, Blockformen sollten kühl gestellt werden, damit die Gelphase nicht zu heftig wird.

Tipps und Tricks:

Auch bei dieser Honigseife heißt es aufpassen: Die Seifenmasse kann sich während der Verseifungsreaktion stark erhitzen. Um dies zu vermeiden, kann die Seife für ca. 1 Stunde in den Kühlschrank gestellt werden. Danach wie gewohnt bei Raumtemperatur fest werden lassen und schneiden. Sie braucht dann etwa 2 Monate zur Reifung.

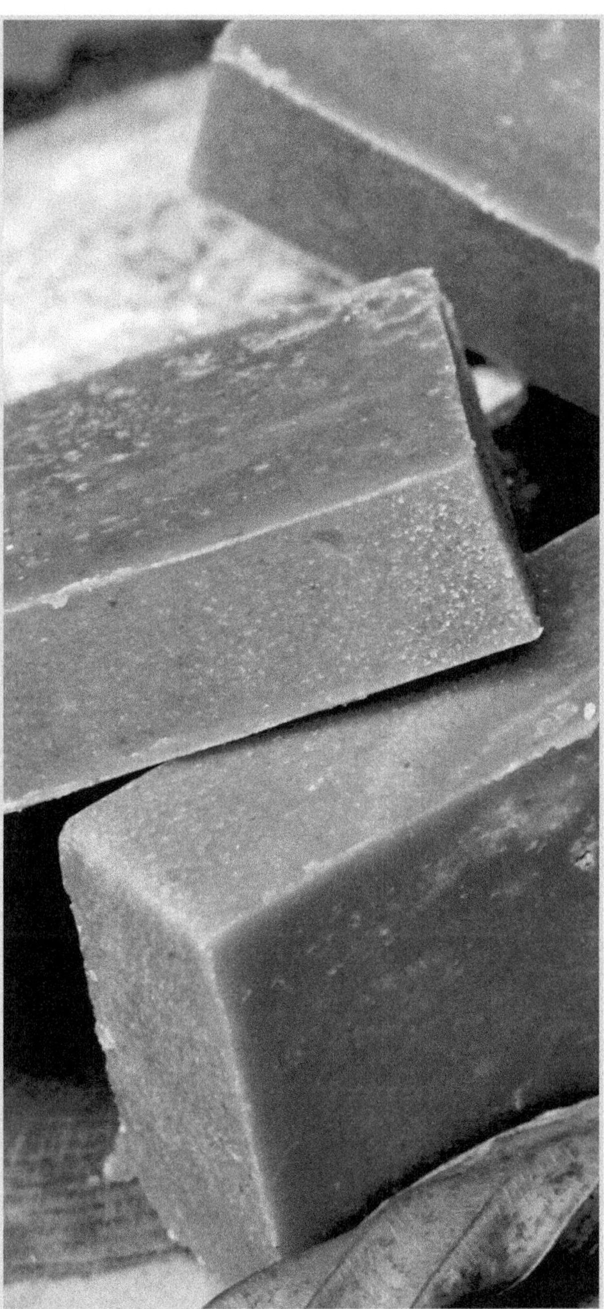

Kurkuma sorgt für einen rot-orangen Ton in der Seife. Wer es noch ursprünglicher haben möchte, kann dieses färbende Pflanzenpulver eben so gut weglassen.

Gelbholz Glyzerinseife mit Weihrauch

300g Rapsöl
     (Gelbholzmazerat)
400g Palmöl
50g   Rizinusöl
100g Kokosöl
150g Palmkernöl

140g Natriumhydroxid (NaOH)
520g Gelbholzsud
270g Gelbholztinktur
270g Weihrauchtinktur
260g Glyzerin
300g Zucker
30g   Canangaöl
20g   Litsea Cubeba

Der Gelbholzbaum Xanthoxylum wächst in Nordamerika und Asien, bei uns ist er eher unbekannt. Das ist sehr schade, ist das Gelbholz doch eine der wenigen Pflanzen, die auch Candidapilze bekämpfen können. Er wird gegen diverse Hautprobleme, aber auch bei Geschwüren und Rheuma eingesetzt.

- Die Lauge mit NaOH und 350g Gelbholzsud anrühren.

- Die festen Fette (Palmöl, Palmkernöl und Kokosöl) bei geringer Hitze auf dem Herd schmelzen lassen, danach die anderen Öle hinzugeben.

- Die Lauge zu den Fetten geben und mit dem Stabmixer bis zum Puddingstadium rühren.

- Den Topf mit dem Seifenleim nun für insgesamt 2,5-3 Stunden bei 90°C in den Backofen stellen. Alle 45 Minuten umrühren.

- Die Masse ist fertig verseift, wenn sie eine gelartige, leicht transparente Form angenommen hat. Nun wird die Seife mit jeweils 200g Gelbholztinktur und Weihrauchtinktur gelöst.

- Nachdem Sie die Tinktur zur Seife gegossen haben, rühren Sie zunächst per Hand um. Der Topf sollte bei kleiner Hitze auf dem Herd stehen. Lassen Sie alles etwas erwärmen und setzen Sie einen Deckel auf den Topf, atmen Sie die alkoholischen Dämpfe nicht ein und lüften Sie gut.

- In einem weiteren Topf erhitzen Sie die restlichen 140g der Tinkturen auf ca. 60°C und geben das Glyzerin hinzu.

- Die Seifenlösung kann nun mit einem Stabmixer durchgerührt werden, damit sich die ganze Seife löst und eine homogene Masse entsteht. Zunächst wird alles noch etwas trüb sein, aber mit der Zeit setzt sich oben eine schaumige Schicht ab unter der die Lösung klar ist. Geben Sie nun die Alkohol-Glyzerinmischung hinzu.

- Nun erwärmen Sie die restlichen 170g Gelbholzsud und lösen darin 300g Zucker. Diese Zuckerlösung geben Sie schließlich zur Seifenmasse hinzu.

- Zum Schluss kommen Canangaöl und Litsea Cubeba in die Masse, danach kann diese eingeformt werden.

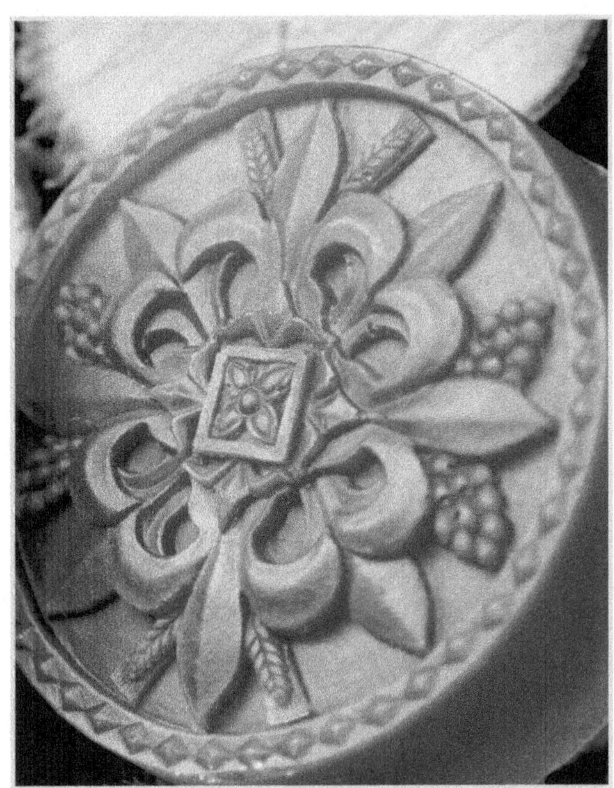

Tipps und Tricks:

Zur Herstellung des Suds sollte man das Gelbholz 10 Minuten kochen lassen, bevor man alles noch einmal 15 Minuten ziehen lässt. So werden die Holzfasern noch besser aufgebrochen und die Wirkstoffe gelöst.

In Alkohol gelöste Harze können einen klebrigen Film auf den verwendeten Gerätschaften (Löffel, Töpfe etc.) hinterlassen. Diesen entfernen Sie am besten, indem Sie die Oberfläche mit einfachem Speiseöl abreiben. Ist das Harz grob gelöst und entfernt, kann mit heißen Wasser und Spülmittel nachgereinigt werden.

Hamamelis

400g	Rapsöl
	(Hamamelismazerat)
250g	Kokosöl
100g	Palmöl
100g	Avocadoöl
100g	Aprikosenkernöl
50g	Rizinusöl
138g	Natriumhydroxid (NaOH)
350g	Hamamelissud
20g	Seidenprotein

Die Zaubernuss (Hamamelis) wird heute vielfach in der Hautpflege eingesetzt, da sie eine wundheilungsfördernde und entzündungshemmende Wirkung hat, die von den nordamerikanischen Indianern seit jeher geschätzt wird. Nur die im November blühende Art Hamamelis virginiana wird medizinisch verwendet, sie fällt durch goldgelbe Blüten in der Winterlandschaft auf. Gesammelt und verwendet werden die Blätter und die Rinde des Baumes.

Hamamelis enthält Gerbstoffe, Flavonoide und ätherische Öle die ihr eine adstringierende und entzündungshemmende Wirkung verleihen. Deshalb wird sie gerne bei trockener Haut, Neurodermitis, Juckreiz und wunder Babyhaut verwendet.

- Die Lauge aus NaOH und Hamamelissud anrühren.

- Die festen Fette (Kokos- und Palmöl) bei kleiner Hitze im Topf schmelzen, anschließend die Öle hinzugeben.

- Lauge und Fette vermischen. Mit dem Stabmixer nicht ganz bis zum Puddingstadium rühren, die Seife sollte noch recht flüssig sein.

- Das Seidenprotein hinzugeben, kurz unterrühren und den Seifenleim einformen.

Tipps und Tricks:

Verwenden Sie für den Sud eine Mischung aus Hamamelisblättern und Hamamelisrinde. Diese können Sie zunächst 5 Minuten köcheln und dann noch 10 Minuten ziehen lassen, um alle Wirkstoffe zu lösen.

Die Gerbstoffe der Zaubernuss können bei der Seifenherstellung Probleme machen und zur Trennung des Seifenleims führen. Sollten Ihnen dies passieren, machen Sie eine Troubleshooting-Heißverseifung im Backofen.

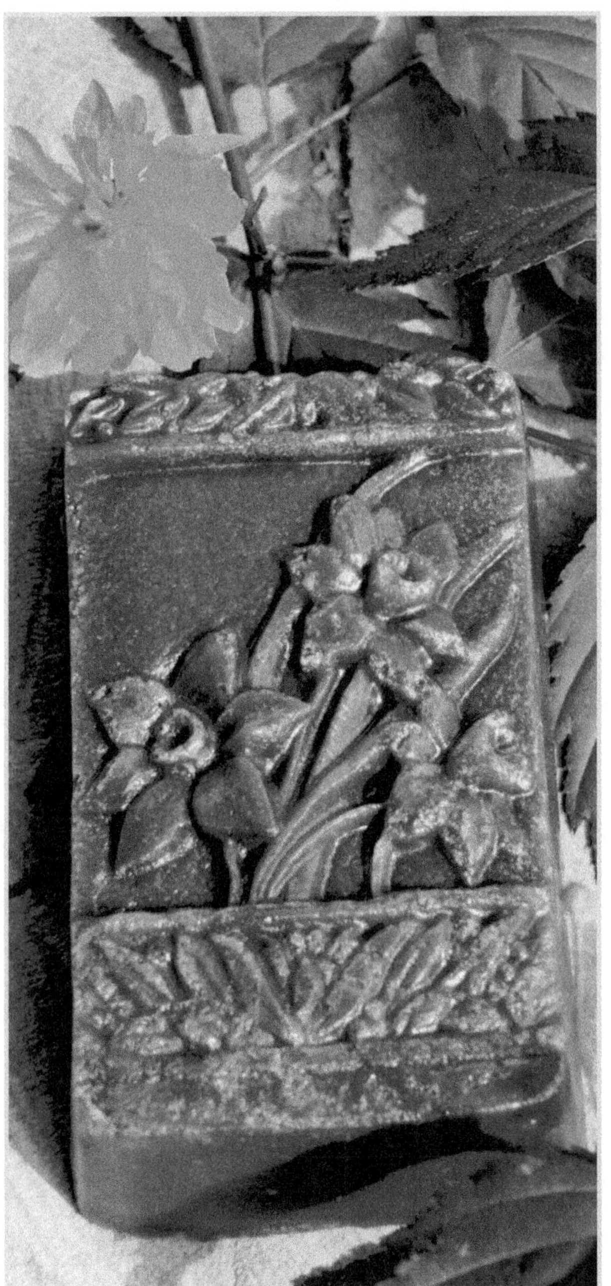

Die Seife ist bewusst schlicht und unbeduftet, man kann jedoch auch einen frischen grünen oder fruchtig-blumigen Seifenduft seiner Wahl verwenden.

Brennnessel

Seife im Kaltverfahren mit und ohne Peeling

240g Olivenöl
      (Brennnesselmazerat)
250g Palmöl
240g Kokosöl
100g Rizinusöl
60g   Jojobaöl
60g   Sheabutter
50g   Hanföl

140g Natriumhydroxid (NaOH)
350g Brennnesselsud
60g   Brennnesselsamenöl
2 EL Brennnesselpulver
20g   Limettenöl
10g   Fenchelöl
10g   Eukalyptusöl
1 EL Brennnesselsamen (für die
      Peelingvariante)

Die Brennnessel ist sehr anspruchslos und gedeiht fast überall am Wegesrand. Dabei ist sie alles andere als ein Unkraut sondern eine vielseitige Heilpflanze. Brennnesseltinktur soll gegen Haarausfall helfen und Brennnesselsamen haben eine hormonähnliche Wirkung, weshalb sie innerlich angewendet zu neuer Kraft und Ausstrahlung verhelfen sollen. Außerdem gewinnt man aus den Samen ein hervorragendes Hautpflegeöl, das sich durch einen hohen Anteil an Linolsäure, Vitamin E und Antioxidantien auszeichnet. Die Brennnessel enthält außerdem eine Menge an Vitaminen und Mineralien, was sie auch für unsere Haut wertvoll macht.

- Die Lauge aus NaOH und Brennnesselsud anrühren.

- Die festen Fette (Sheabutter, Kokos- und Palmöl) bei geringer Hitze im Topf schmelzen, anschließend die Öle hinzugeben.

- Lauge und Fette vermischen. Mit dem Stabmixer nicht ganz bis zum Puddingstadium rühren.

- Nun das Brennnesselsamenöl und das Brennnesselpulver hinzugeben. Mit dem Stabmixer weiterrühren bis das grüne Pulver sich gleichmäßig verteilt hat und das Puddingstadium erreicht ist.

▶ Nun die ätherischen Öle hinzugeben und nach Wunsch die Brennnesselsamen für eine Peelingseife. Die Seifenmasse einformen.

Tipps und Tricks:

Für das Brennnesselpulver sammeln Sie zunächst einen Korb voll Brennnesselblätter. Verschätzen Sie sich nicht, Sie brauchen eine recht große Menge um ein kleines Glas voll Pulver zu erhalten. Tragen Sie beim Sammeln und Verarbeiten Handschuhe und trocknen Sie die Blätter entweder in der Sommersonne oder im geöffneten Backofen bei 50-80°C Grad. Wenn es ganz schnell gehen muss, tut es auch gekaufter Brennnesseltee. Das Kraut wird dann im Mixer zu einem feinen grünen Pulver vermahlen.

Die Brennnesselsamen können Sie im Herbst ebenfalls selber ernten. Streifen Sie dazu die Dolden mit den gelblichen Samen von den Pflanzen und lassen Sie

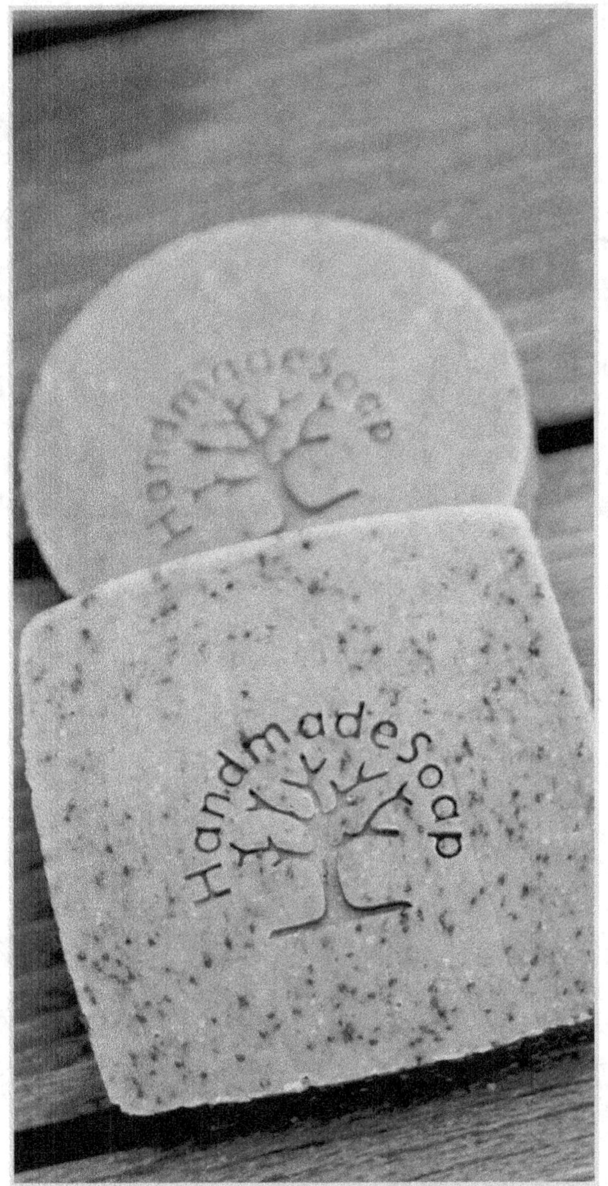

sie zu Hause trocknen. Wenn sie ganz trocken sind, lassen sie sich leicht von den Stielen entfernen. Die Samen der Brennnessel sind sehr gesund und schmecken hervorragend im Salat, auf einem Brot mit Kräuterquark oder in einem grünen Smoothie. So lohnt es sich, einen größeren Vorrat anzulegen.

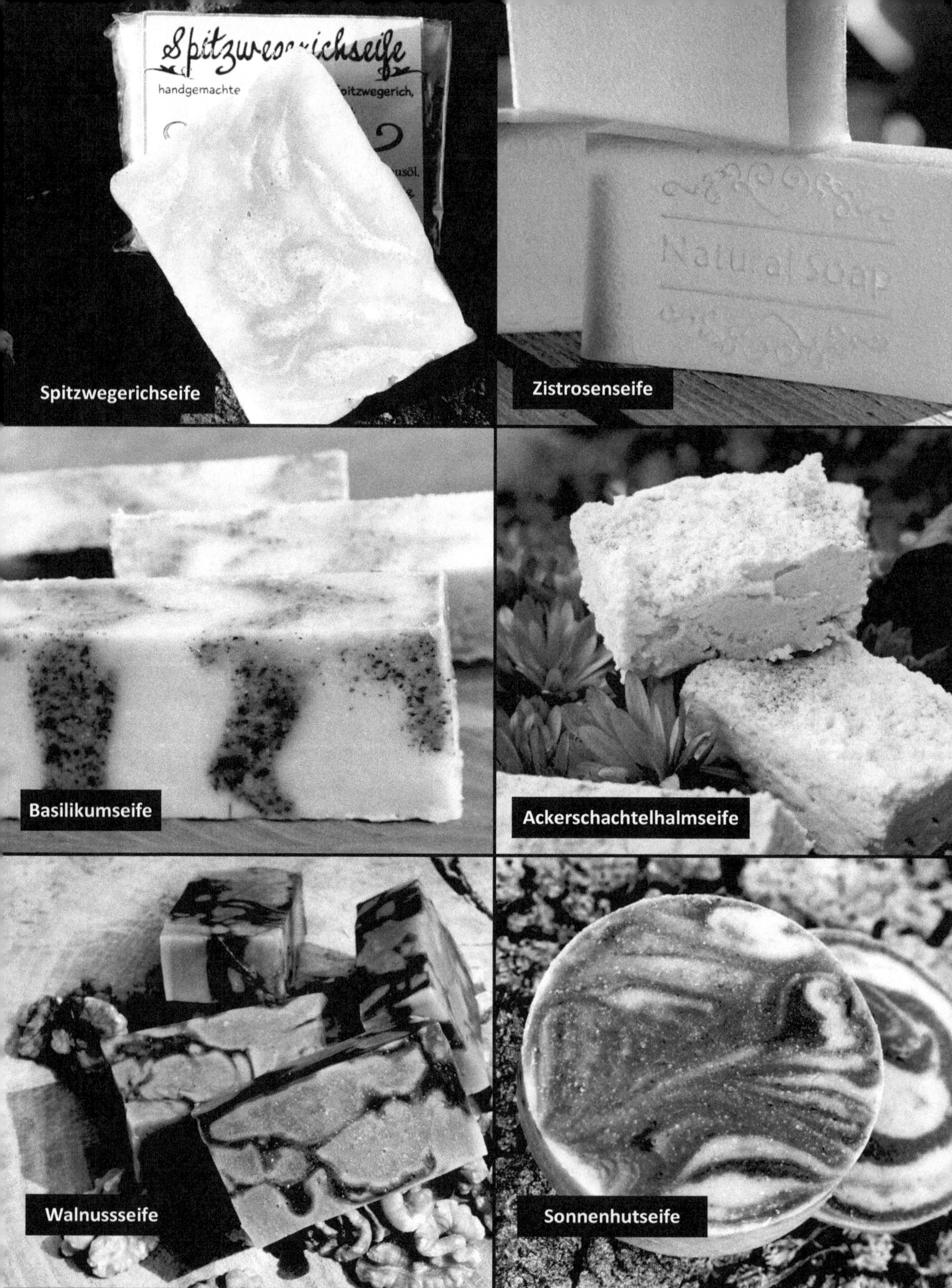

Spitzwegerichseife
Zistrosenseife
Basilikumseife
Ackerschachtelhalmseife
Walnussseife
Sonnenhutseife

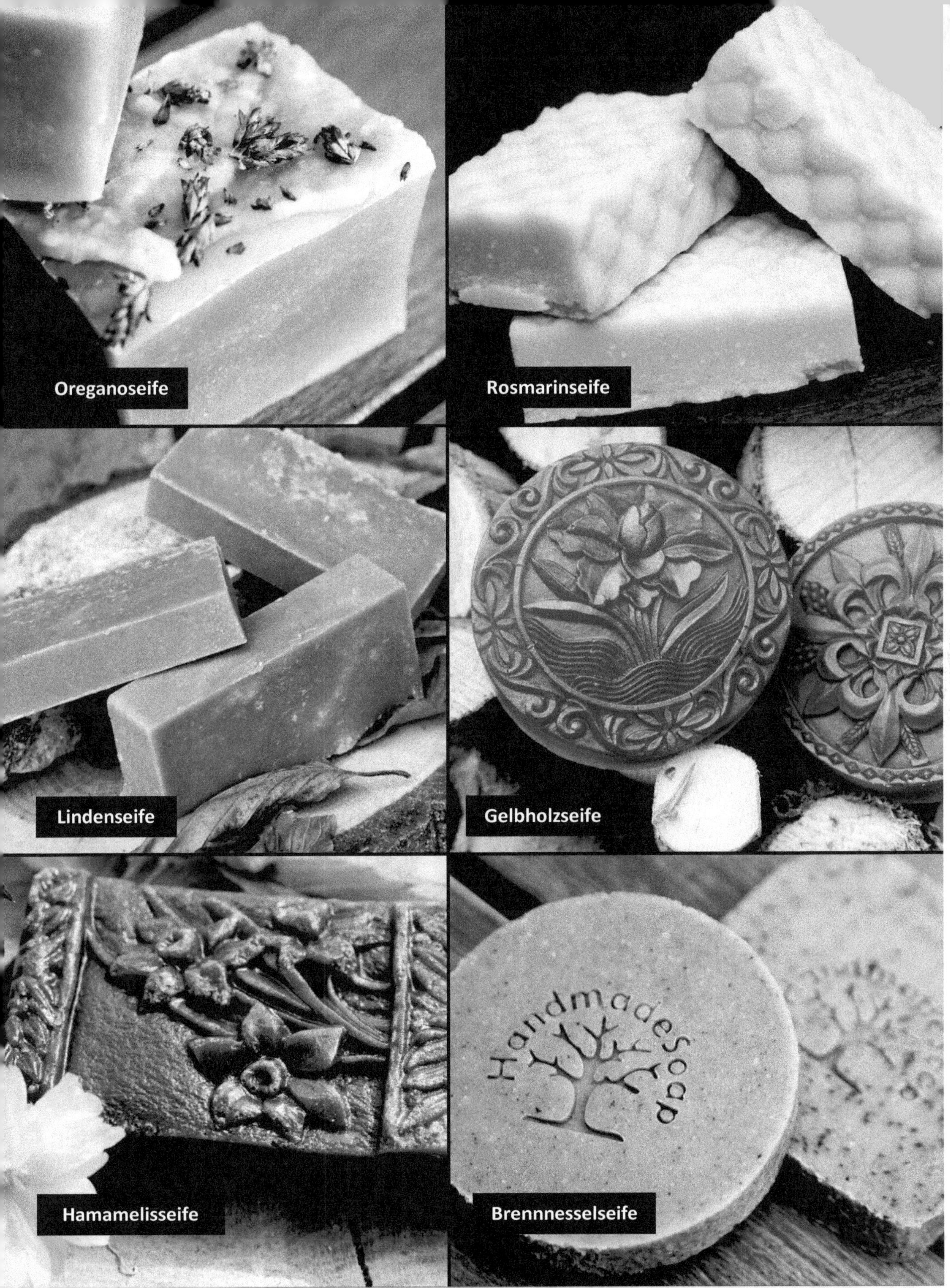

Oreganoseife
Rosmarinseife
Lindenseife
Gelbholzseife
Handmadesoap
Hamamelisseife
Brennnesselseife

ohne Palmöl
für Einsteiger

Ringelblume SEIFE IM KALTVERFAHREN

400g Sojaöl
      (Ringelblumenmazerat)
250g Kokosöl
150g Rizinusöl
130g Rapsöl
50g   Arganöl
10g   Bienenwachs

130g Natriumhydroxid (NaOH)
350g Ringelblumensud
5 EL gehackte Ringelblumenblüten

Die rotorange Blüte der Ringelblume (Calendula) ist von Juni bis Oktober eine Zierde in jedem Garten. Die Blütenköpfchen sind in der Mittagszeit voll erblüht und können dann an sonnigen Tagen geerntet werden. Gekaufte Ware enthält oft lediglich die Blütenblätter, obwohl in vielen anderen Teilen der Blüte bis zu 10x mehr ätherische Öle enthalten sind, selbst sammeln lohnt sich also. Die Pflanze ist w u n d h e i l u n g s f ö r d e r n d , entzündungshemmend und wird gerne bei infizierten tiefen Wunden zur Anwendung gebracht, aber auch bei Akne oder Verbrennungen.

Arganöl ist ein besonders wertvolles Öl in der Hautpflege, da es zu 80% aus ungesättigten Fettsäuren besteht, außerdem enthält es Vitamin E und Antioxidantien. Es wirkt antibakteriell und kann die Wundheilung positiv beeinflussen.

Bienenwachs schützt besonders trockene Haut, da es einen leichten schützenden Film auf der Haut hinterlässt.

- Die Lauge aus NaOH und Ringelblumensud anrühren.

- Die festen Fette (Kokosöl und Bienenwachs) bei kleiner Hitze im Topf schmelzen, anschließend die Öle hinzugeben.

- Lauge und Fette vermischen. Mit dem Stabmixer bis zum Puddingstadium rühren.

- Die gehackten Ringelblumenblüten in den Seifenleim geben und einformen.

Tipps und Tricks:

Diese Seife ist recht einfach gehalten und fasziniert doch durch ihre Wirksamkeit und ihren natürlichen Duft nach Ringelblume und Honig durch die Zugabe von Bienenwachs. Durch das Arganöl bekommt sie noch einmal einen Pflegeschub - Glücksgefühle für gereizte Haut!

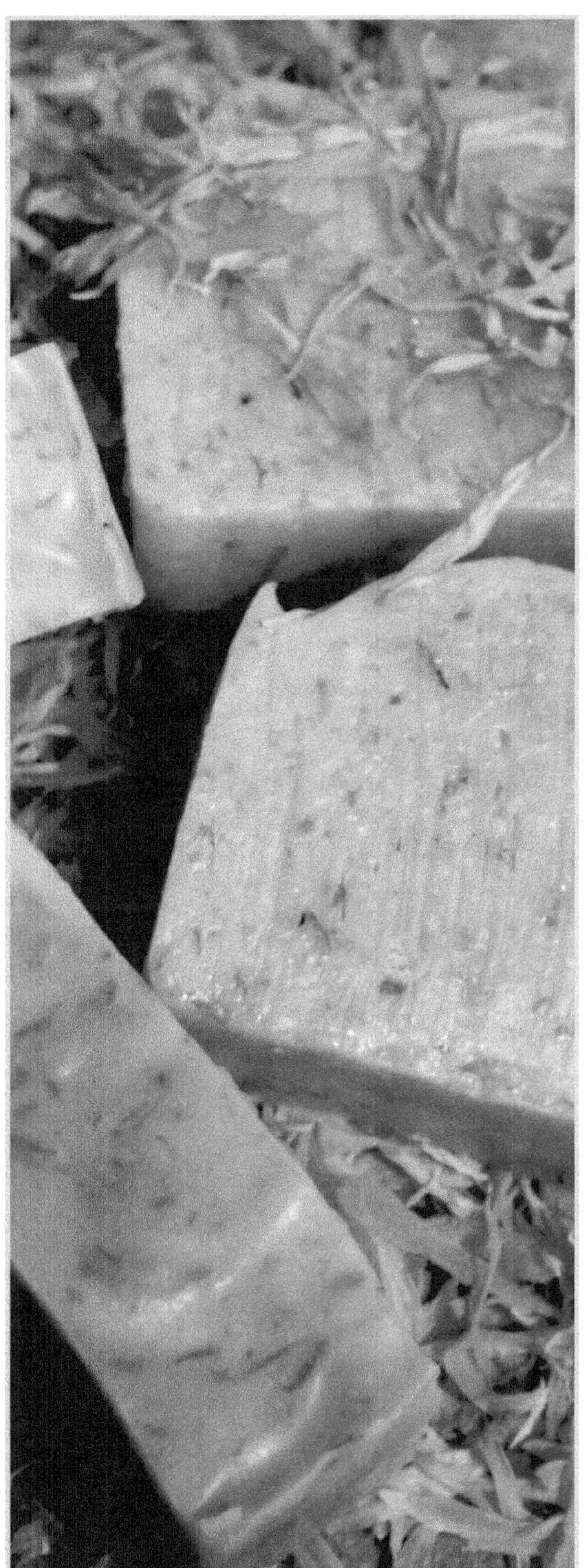

Heidekraut

400g Rapsöl
      (Heideblütenmazerat)
200g rotes Palmöl
200g Kokosöl
100g Rizinusöl
100g Sheabutter

136g Natriumhydroxid (NaOH)
180g Heideblütensud
180g Holunderbeersaft
2 EL gemahlene Heideblüten
1 Msp Pigment rot
30g   Seifenduftöl (z.B. Flieder)

Die zart violett blühende Besenheide (Caluna vulgaris) prägt beispielsweise die Landschaft der Lüneburger Heide, obwohl sie streng genommen gar nicht zu den echten Heidekräutern mit Namen Erika gehört. Wenn die Pflanze im August in voller Blüte steht, wird sie in der Volksheilkunde zur Behandlung von Ekzemen eingesetzt.

Heidekraut wirkt entzündungshemmend und desinfizierend und wird seit Jahrhunderten bei Hautausschlägen angewendet.

- Es werden zwei getrennte Laugen angerührt. Halbieren Sie die Menge NaOH und rühren Sie jeweils 68g NaOH mit dem Heideblütensud und dem Holunderbeersaft an. Beide Laugen abkühlen lassen.

- Die festen Fette (Sheabutter, Kokos- und Palmöl) bei geringer Hitze im Topf schmelzen, anschließend die Öle hinzugeben.

- Die Fettmasse halbieren. Dazu stellen Sie einfach einen zweiten Topf auf eine Waage und gießen 500g Fettmischung hinein.

- Jeweils eine Lauge zu einer Hälfte der Fettmenge geben und mit dem Stabmixer rühren, die Masse sollte jedoch noch sehr flüssig sein.

- In ein drittes Gefäß nun die gemahlenen Heideblüten und eine Messerspitze rotes Kosmetikpigment geben. Dort hinein jeweils ca. ein Drittel der beiden Seifenleime zusammengießen, gut umrühren. Nun sollten etwa drei gleiche Teile des Seifenleims entstanden sein.

- Das Seifenduftöl in den zwei Leimen ohne Heideblütenpulver kurz unterrühren.

- Die drei verschiedenen Seifenleime werden nun abwechselnd mit Hilfe eines Trichters in eine Chipsdose eingefüllt. Anschließend wird mit einem Holzstäbchen von der Mitte zum Rand hin sternförmig marmoriert.

Tipps und Tricks:

Für eine etwas weniger aufwendige Variante verzichten Sie einfach auf den Holunderbeersaft. Mischen Sie nur eine Lauge an und teilen Sie den Seifenleim in einen Teil ohne Zusätze und einen Teil mit gemahlenen Heideblüten und etwas rotem Kosmetikpigment auf. Auch so erhalten Sie eine schöne Marmorierung.

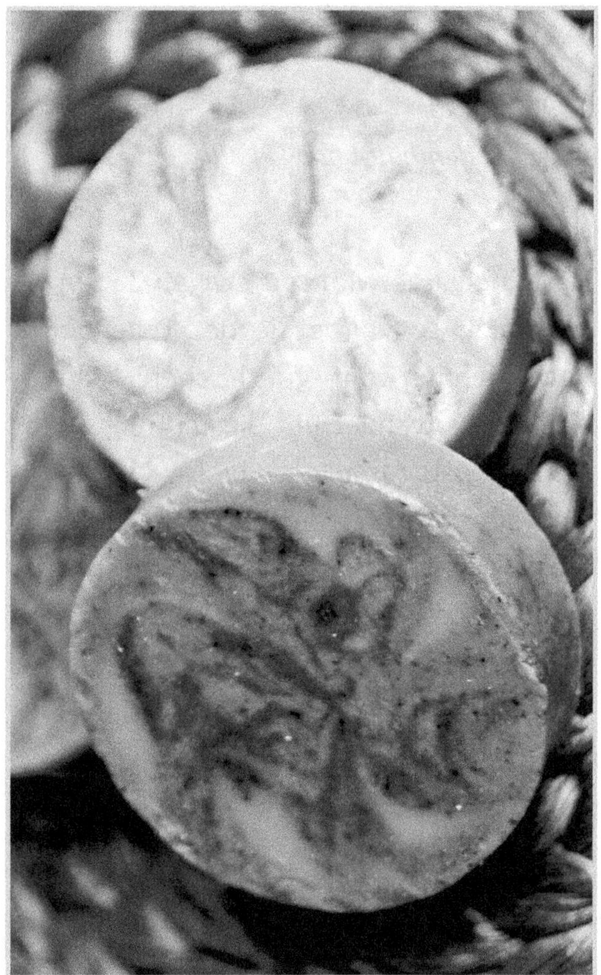

Schafgarbe

300g   Olivenöl
       (Schafgarbenmazerat)
500g   Palmöl
150g   Kokosöl
50g   Rizinusöl

135g   Natriumhydroxid (NaOH)
520g   Schafgarbensud
540g   Schafgarbentinktur
260g   Glyzerin
300g   Zucker
40g   Seifenduftöl nach Wahl

Die Schafgarbe wird seit ewigen Zeiten geschätzt, so wurde sie der Legende nach bereits vom griechischen Held Achilles verwendet um die Blutung an seiner Ferse zu stillen. Ebenso kannte Hildegard von Bingen ihre Kraft, aber auch Goethe schrieb über sie. Sie ist in ganz Europa verbreitet und das blühende Kraut kann von Juni bis August gesammelt werden. Die Pflanze enthält ätherische Öle und wirkt als „Jodtinktur der Wiese" wundheilungsfördernd, antibakteriell und entzündungshemmend. Die Schafgarbe enthält Flavonoide,

Gerbstoffe, Saponine und Salicylsäure, sodass sie sich auch zur Anwendung bei Akne eignet.

▶ Die Lauge mit NaOH und 350g Schafgarbensud anrühren.

▶ Die festen Fette (Palm- und Kokosöl) bei geringer Hitze auf dem Herd schmelzen lassen, danach die anderen Öle hinzugeben.

▶ Die Lauge zu den Fetten geben und mit dem Stabmixer bis zum Puddingstadium rühren.

▶ Den Topf mit dem Seifenleim nun für insgesamt 2,5-3 Stunden bei 90°C in den Backofen stellen. Alle 45 Minuten umrühren.

▶ Die Masse ist fertig verseift, wenn sie ein gelartiges, leicht transparentes Aussehen angenommen hat. Nun wird die Seife mit 400g Schafgarbentinktur gelöst.

▶ Nachdem Sie die Tinktur zur Seife gegossen haben, rühren Sie zunächst per Hand um. Der Topf sollte bei kleiner Hitze auf dem Herd stehen. Lassen Sie alles etwas erwärmen und setzen Sie einen Deckel auf den Topf, atmen Sie die alkoholischen Dämpfe nicht ein und lüften Sie gut.

▶ In einem weiteren Topf erhitzen Sie die restlichen 140g der Schafgarbentinktur auf ca. 60°C und geben das Glyzerin hinzu.

▶ Die Seifenlösung kann nun mit einem Stabmixer durchgerührt werden, damit sich die Seife gänzlich löst und eine homogene Masse entsteht. Zunächst wird alles noch etwas trüb sein, aber mit der Zeit setzt sich oben eine schaumige Schicht ab, unter der die Lösung klar ist. Geben Sie nun die Alkohol-Glyzerinmischung hinzu.

▶ Nun erwärmen Sie die restlichen 170g Schafgarbensud und lösen darin 300g Zucker. Diese Zuckerlösung geben sie schließlich zur Seifenmasse hinzu.

▶ Zum Schluss kommt ein warmes orientalisches Seifenduftöl Ihrer Wahl hinzu und die Seife kann eingeformt werden.

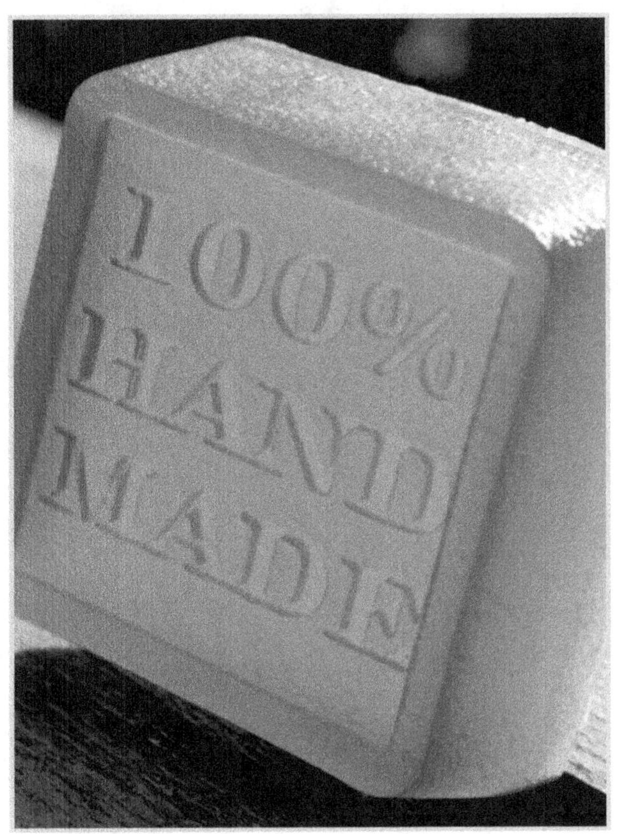

Tipps und Tricks:

Diese Glyzerinseife enthält -im Gegensatz zu zwei anderen Glyzerinseifen in diesem Buch- keine Harztinktur, was sie weicher und anfälliger für Rekristallisation während der Trocknungs- und Reifungszeit macht. Früher wurden Glyzerinseifen grundsätzlich mit Harzzusätzen hergestellt. Wenn Sie also beispielsweise ihre Seifenstücke stempeln wollen und die Seife dafür recht hart sein muss, dann ersetzen Sie die Hälfte der Schafgarbentinktur z.B. durch Mandelbaumharztinktur.

Teestrauch

Seife im Kaltverfahren mit Milch und Zitrone

400g Olivenöl
      (Teemazerat)
280g Palmöl
200g Kokosöl
100g Rizinusöl

145g Natriumhydroxid (NaOH)
350g Teesud
20g   Zitronensäure (kristallin)
4 EL Milchpulver
20g   Patschouliöl
10g   Lavendelöl
10g   Macisöl

Grüner Tee enthält eine Vielzahl von Mineralien, Gerbstoffen, Spurenelementen, Vitaminen, Polyphenolen und Aminosäuren. Diese wertvolle Pflanze pflegt die Haut zum Einen als Tee zubereitet durch die innere Anwendung, aber auch äußerlich tut man der Haut damit etwas Gutes. Erst kürzlich fanden Wissenschaftler heraus, dass ein bestimmter Wirkstoff namens EGCG bei Wunden, Schuppenflechte oder Falten wahre Wunder wirken und die Bildung von Narben verhindern soll.

▶ Zunächst das Milchpulver mit ca. 2 EL Teesud (noch etwas warm) zu einer dicken Milch anrühren, Klümpchen vermeiden. Nun die ätherischen Öle unterrühren, beiseite stellen.

▶ Die Lauge aus NaOH und Teesud anrühren. Wenn die NaOH-Pellets sich vollständig gelöst haben, kommt außerdem die kristalline

Zitronensäure hinzu und wird ebenfalls gelöst.

- Die festen Fette (Kokos- und Palmöl) bei kleiner Hitze im Topf schmelzen, anschließend die Öle hinzugeben.

- Lauge und Fette vermischen. Mit dem Stabmixer bis zum Puddingstadium rühren.

- Die Milch mit den ätherischen Ölen hinzugeben und kurz aber gründlich per Hand unterrühren.

- Die Masse einformen. Sollte man eine Blockform verwenden, muss eine Überhitzung vermieden werden. In der kühlen Jahreszeit nach draußen stellen oder die Form zunächst für ca. 1 Stunde in den Kühlschrank geben.

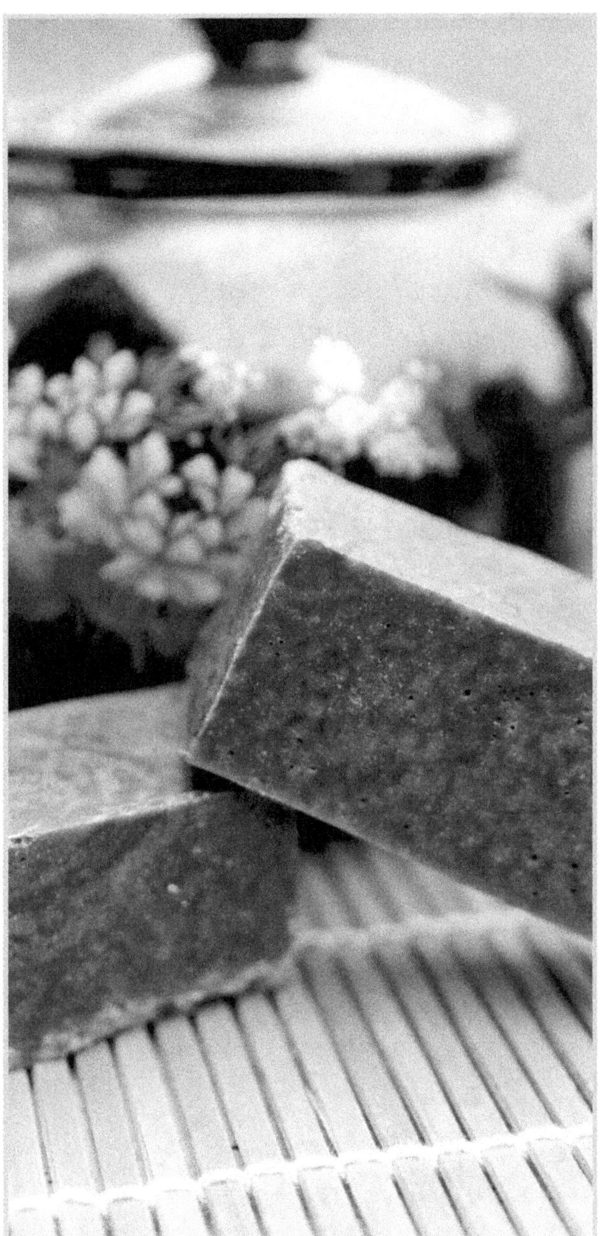

Tipps und Tricks:

Es gibt unzählige Varianten des grünen Tees, unter denen man auswählen kann. Darüber hinaus kann man auch Mischungen mit schwarzem Tee, weißem Tee oder Lapacho-Tee verwenden. Die interessante Marmorierung entsteht von selbst durch die Verwendung von Zitrone und Milch in der Seife. Natürlich kann man aber auch auf das Milchpulver verzichten. Wenn man die Zitronensäure weglassen möchte, muss man die Menge an NaOH im Rezept ebenfalls auf 135g reduzieren.

Lorbeer

Syrische Lorbeerseife im Kaltverfahren

800g Olivenöl
200g fettes Lorbeeröl
30g   ätherisches Lorbeeröl

130g Natriumhydroxid (NaOH)
350g destilliertes Wasser

Die syrischen Lorbeerölseife oder auch Alepposeife ist weltbekannt für ihre hautverbessernde Wirkung, besonders bei zu Allergien neigender Haut, und das, obwohl nichts weiter verwendet wird als Oliven- und Lorbeeröl. Manchmal liegt in der Einfachheit das Geheimnis, das es zu entdecken gilt. Lorbeeröl riecht würzig und leistet bei Hautausschlägen und Insektenstichen gute Dienste. Es wirkt antiseptisch und reguliert die Talgproduktion, es hat eine rundum vitalisierende Wirkung auf die Zellen der Haut.

Ein Hauptbestandteil dieser Seife ist natürlich das Olivenöl. Durch seinen hohen Anteil an einfach ungesättigten Fettsäuren ist es dem Hautfett sehr ähnlich und schützt die Haut somit ausgesprochen gut. Bereits die alten Griechen und Römer wussten das und verwendeten das Öl zur Hautpflege und zur Förderung der Wundheilung. Neben seinem hohen Gehalt an Linolsäure ist es auch reich an Vitamin E und Vitamin A, sowie einer Vielzahl an Mineralien wie Kalium, Magnesium und Kalzium.

- Die Lauge aus NaOH und Wasser anrühren.

- Olivenöl und fettes Lorbeeröl in einen Topf geben, die erkaltete Lauge hinzugeben und mit dem Stabmixer bis zum Puddingstadium rühren.

- Das ätherische Lorbeeröl hinzugeben und die Seifenmasse einformen.

Tipps und Tricks:

Diese Seife ist sehr einfach herzustellen, sehr mild und hautpflegend und hat einen tollen würzigen Duft. Der einzige Nachteil: Sie braucht sehr lange um richtig fest zu werden, da sie keine festen Fette enthält. Am besten lagert man die Seife an einem luftigen Ort mindestens 3 Monate und holt sie erst dann wieder hervor. Ihre volle Schaumkraft entfaltet diese Seife erst nach etwa einem Jahr.

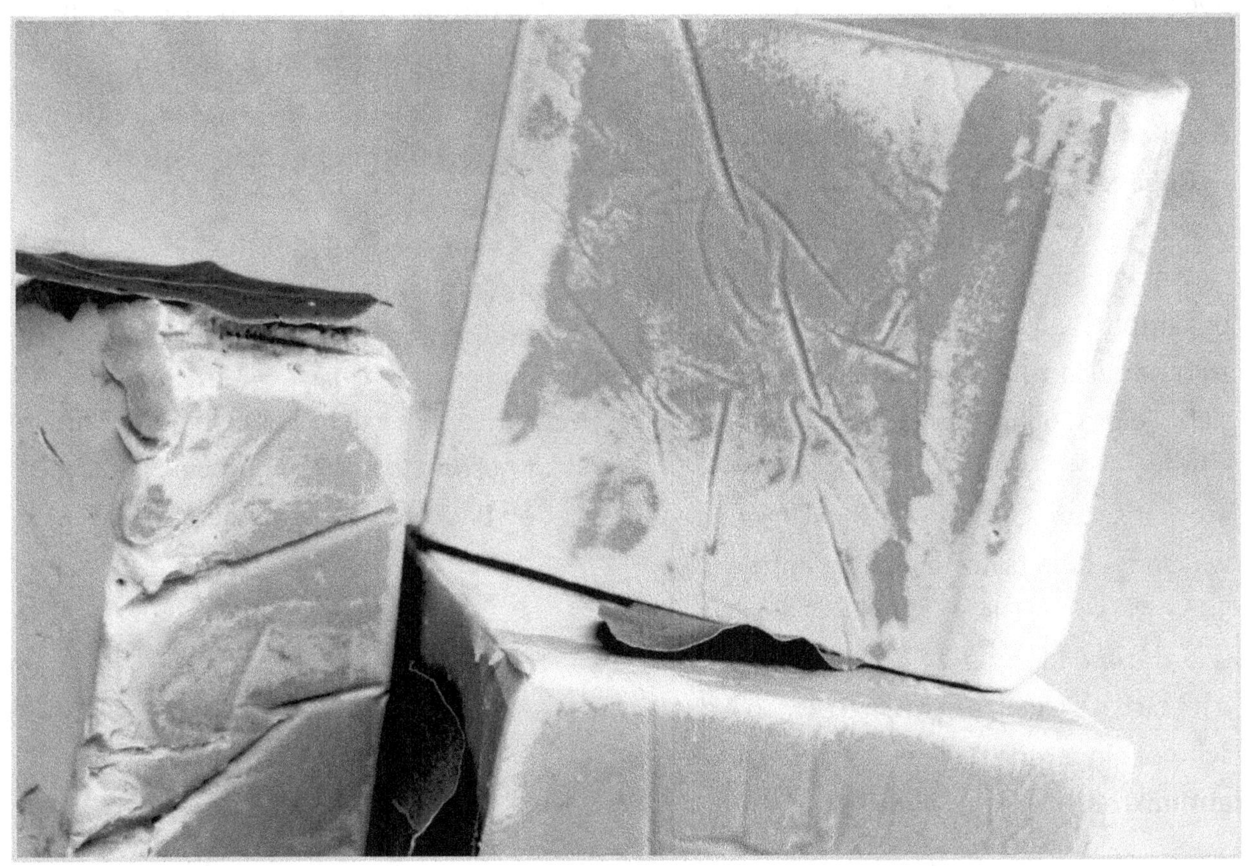

Kamille Glyzerinseife

300g Olivenöl
      (Kamillenmazerat)
500g Palmöl
150g Kokosöl
50g   Rizinusöl

135g Natriumhydroxid (NaOH)
520g Kamillensud
540g Kamillentinktur
260g Glyzerin
300g Zucker

Die Kamille ist wohl die bekannteste Heilpflanze. Sie ist weit verbreitet, wächst aber gerne in der Nähe von Getreidefeldern, wo sie als Unkraut bekämpft wird und somit immer seltener wild zu finden ist. Jedoch lohnt sich die Suche: wild gesammelte Kamille ist um ein vielfaches aromatischer und enthält mehr wirksame Inhaltsstoffe als Tee aus dem Supermarkt. Die Kamille besitzt wundheilungsfördernde, entzündungshemmende und schmerzlindernde Eigenschaften, wirkt antimikrobiell und antiviral. Daraus

ergeben sich viele Anwendungsbereiche, wie schlecht heilende Wunden, bakterielle Infekte, Ekzeme aber auch Akne und sogar Fußpilz.

- Die Lauge mit NaOH und 350g Kamillensud anrühren.

- Die festen Fette (Palm- und Kokosöl) bei geringer Hitze auf dem Herd schmelzen lassen, danach die anderen Öle hinzugeben.

- Die Lauge zu den Fetten geben und mit dem Stabmixer bis zum Puddingstadium rühren.

- Den Topf mit dem Seifenleim nun für insgesamt 2,5-3 Stunden bei 90°C in den Backofen stellen. Alle 45 Minuten umrühren.

- Die Masse ist fertig verseift, wenn sie eine gelartige, leicht transparente Form angenommen hat. Nun wird die Seife mit 400g Kamillentinktur gelöst.

- Nachdem Sie die Tinktur zur Seife gegossen haben, rühren Sie zunächst per Hand um. Der Topf sollte bei kleiner Hitze auf dem Herd stehen. Lassen Sie alles etwas erwärmen und setzen Sie einen Deckel auf den Topf, atmen Sie die alkoholischen Dämpfe nicht ein und lüften Sie gut.

- In einem weiteren Topf erhitzen Sie die restlichen 140g der Kamillentinktur auf ca. 60°C und geben das Glyzerin hinzu.

- Die Seifenlösung kann nun mit einem Stabmixer durchgerührt werden, damit sich die ganze Seife löst und eine homogene Masse entsteht. Zunächst wird alles noch etwas trüb sein, aber mit der Zeit setzt sich oben eine schaumige Schicht ab unter der die Lösung klar ist. Geben Sie nun die Alkohol-Glyzerinmischung hinzu.

- Nun erwärmen Sie die restlichen 170g Kamillensud und lösen darin 300g Zucker. Diese Zuckerlösung geben sie schließlich zur Seifenmasse hinzu.

- Die Masse kann nun in Formen gegossen werden.

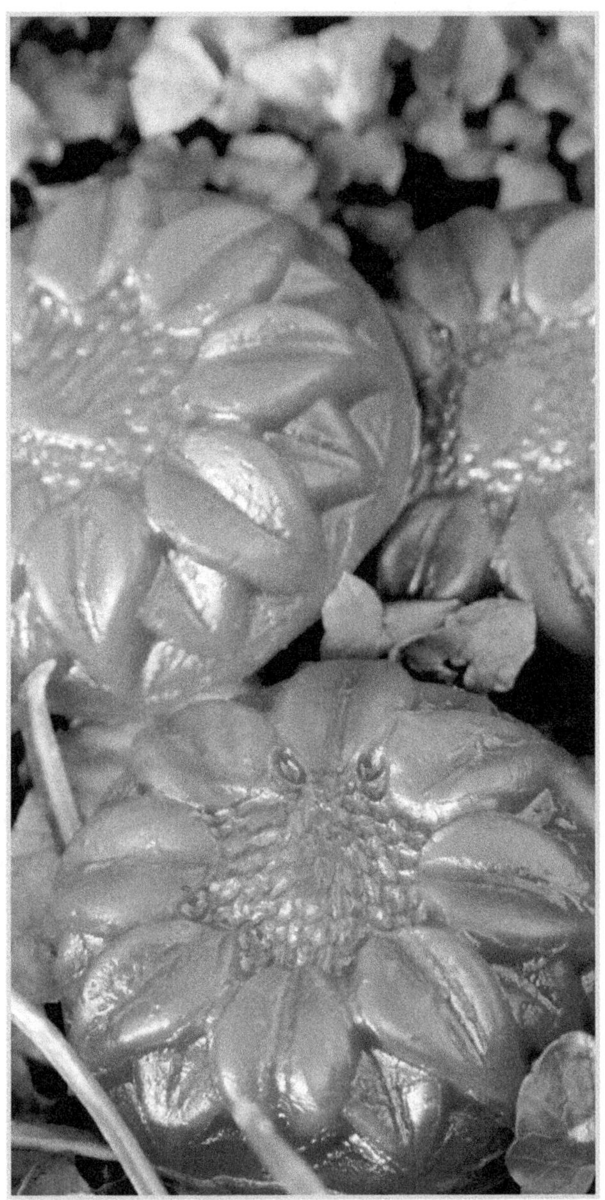

Tipps und Tricks:

Wer möchte kann noch 30g blaues Kamillenöl hinzufügen, das jedoch ausgesprochen teuer ist. Auf einen zusätzlichen Duft wurde hier verzichtet, denn die Kamille allein hat ein sehr schönes mildes Aroma.

Bärlapp SEIFE IM KALTVERFAHREN

400g Olivenöl
      (Bärlappmazerat)
200g Palmöl
200g Kokosöl
100g Sojaöl
100g Borretschöl

135g Natriumhydroxid (NaOH)
350g Bärlappsud
4 EL Bärlappsporen
40g   Seifenduftöl nach Wahl

Beim Bärlapp werden besonders die Sporen zur Hautpflege (in Form von Puder) verwendet. Bei nässenden Wunden und auch bei wunden Babypops wurde das Sporenpulver gerne benutzt, das bis zu 72% ungesättigte Fettsäuren enthält. Es bekam auch den Namen „Hexenmehl", zum Einen weil die Sporen von Wasser nicht benetzbar sind, und zum Anderen weil das Pulver mit glühenden Funken verbrennt, wenn man es ins Feuer pustet. Der Legende nach musste der Druide barfuß mit frisch gewaschenen Füßen zum Bärlapp gehen, um dieses Hexenkraut in der Neumondnacht zu pflücken.

Der Bärlapp findet Anwendung bei schlecht heilenden Wunden und anderen Hautproblemen. Aber Achtung: in Deutschland steht der die Pflanze unter Naturschutz.

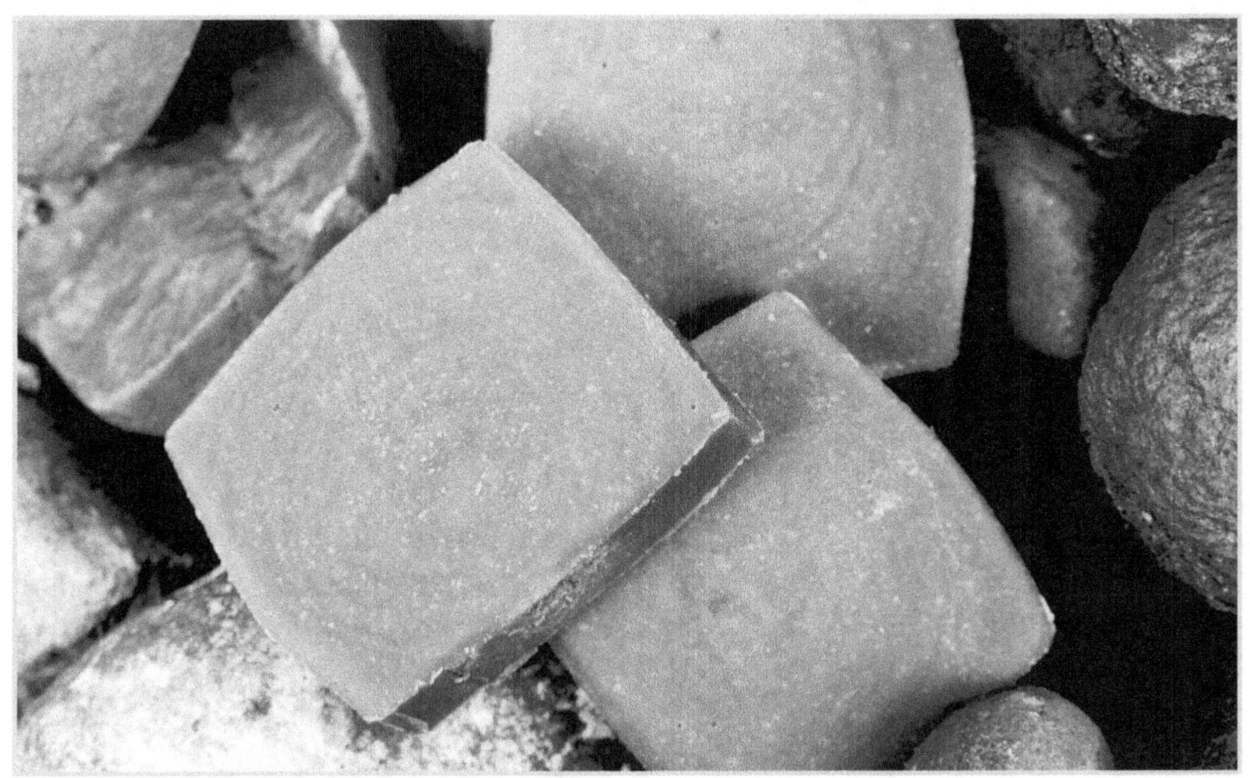

- Die Lauge aus NaOH und Bärlappsud (aus dem Bärlappkraut) anrühren.

- Die festen Fette (Kokosöl und Palmöl) bei kleiner Hitze im Topf schmelzen, anschließend die Öle hinzugeben.

- Lauge und Fette vermischen. Mit dem Stabmixer bis zum Puddingstadium rühren.

- Die Bärlappsporen und das Seifenduftöl in den Seifenleim geben und die Masse einformen.

Tipps und Tricks:

Durch die Verwendung von Soja-, Oliven- und Borretschöl erhält man eine sehr milde hautpflegende Seife, die unbeduftet und ganz pur eine Wohltat für die Haut ist. Trotzdem sind der Fantasie natürlich keine Grenzen gesetzt: durch den grauen Grundton kommen auch Marmorierungen mit Indigo oder schwarzer Pflanzenkohle schön zur Geltung.

Lavendel

SEIFE IM KALTVERFAHREN

400g Olivenöl
      (Lavendelmazerat)
200g Palmöl
200g Rizinusöl
200g Kokosöl

135g Natriumhydroxid (NaOH)
350g Lavendelsud
40g ätherisches Lavendelöl
1 EL Lavendelblüten

Den betörenden Duft und die leuchtenden Farben des Lavendel kennt man vor allem aus den Anbaugebieten in Südfrankreich, aber auch in heimischen Gärten ist die Pflanze beliebt. Während er in Südeuropa vorwiegend an warmen trockenen Hängen wächst, lässt er es sich auch bei unserem etwas feuchten Klima gutgehen und ist sogar winterhart. Lavendelduft wirkt beruhigend und ausgleichend, das Lavendelöl wird gegen Hautreizungen angewendet. Die Pflanze wird als Allroundtalent auch bei Asthma, Herzbeschwerden,

Schlafstörungen, entzündeten Wunden und Migräne verwendet. Außerdem kann Lavendelöl zur Insektenabwehr eingesetzt werden. Die beste Sammelzeit ist im Juli und August. Der echte Lavendel (Lavendula angustifolia) ist in seiner Wirksamkeit jedoch vom Speiklavendel, dem wolligen Lavendel oder dem Schopflavendel zu unterscheiden.

- Die Lauge aus NaOH und Lavendelsud anrühren.

- Die festen Fette (Palm- und Kokosöl) im Topf schmelzen, dann die flüssigen Öle hinzugeben.

- Wenn Lauge und Fett auf Handwärme abgekühlt sind, beides vermischen und mit dem Stabmixer bis zum Puddingstadium rühren.

- Das Lavendelöl hinzugeben und kurz unterrühren, dann die Seife einformen.

- Auf den Seifenblock einige Lavendelblüten streuen.

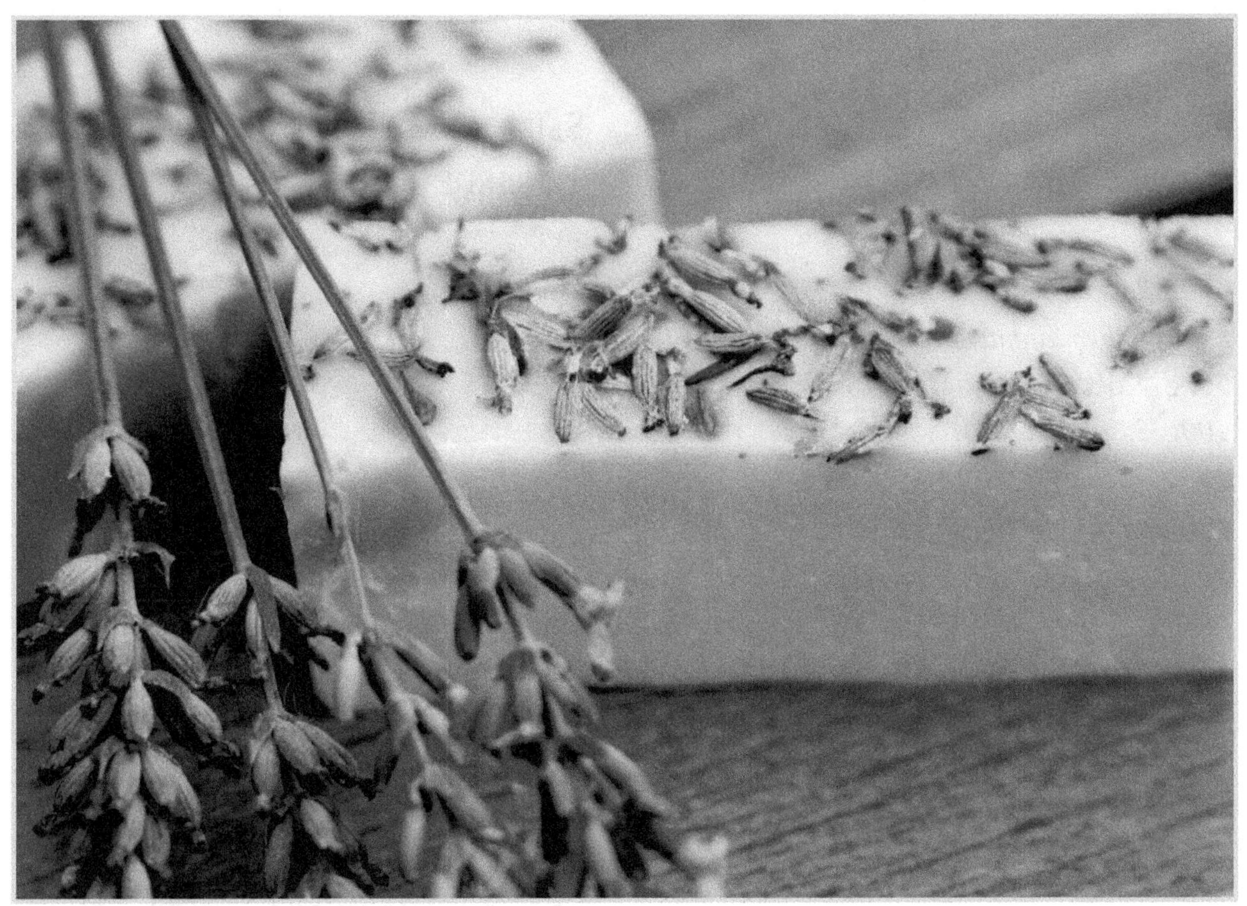

Tipps und Tricks:

Wer möchte, kann auch im Mörser leicht angestoßene oder gemahlene Lavendelblüten direkt in den Seifenleim geben.

Diese Lavendelseife ist ein schlichter Klassiker, der mit wenigen Zutaten auskommt, und doch ist diese Seife durch den betörenden Duft zeitlos schön. Dieses Rezept eignet sich besonders für Seifenneulinge, da man einen Großteil der Fette und Öle im Supermarkt oder in der Apotheke bekommt und eigentlich nicht viel schiefgehen kann.

Wie häufig bei den hier vorgestellten Kräuterseifen braucht auch diese Seife auf Grund des hohen Anteils an flüssigen Ölen etwas länger um fest zu werden. Geben Sie der Seife die Zeit, sie wird Sie durch sanfte Pflege und cremigen Schaum entlohnen.

Thymian

SEIFE IM KALTVERFAHREN MIT TONERDE

400g Distelöl
      (Thymianmazerat)
300g Kokosöl
100g Rapsöl
100g Rizinusöl
100g Leinsamenöl

140g Natriumhydroxid (NaOH)
350g Thymiansud
40g   ätherisches Thymianöl
2 EL grüne Tonerde
2 EL Spirulinapulver

Thymian ist eine ausdauernde Pflanze, die kleine zartrosa Blüten bildet. Neben der Verwendung als Gewürzpflanze ist besonders ihre desinfizierende Wirkung durch die große Zahl enthaltener ätherischer Öle bekannt. Als Heilpflanze ist der Thymian deshalb ein Allroundtalent, dessen Wirkung besonders bei Husten und Heiserkeit aber auch bei Grippe als Tee geschätzt wird. Die Anwendungsmöglichkeiten gehen aber über Erkältungskrankheiten weit hinaus. Thymian enthält eine Vielzahl an ätherischen Ölen, aber auch Gerbstoffe, Flavonoide und Zink. Er hilft bei unreiner Haut und Pickelchen aber auch bei Entzündungen und Ekzemen.

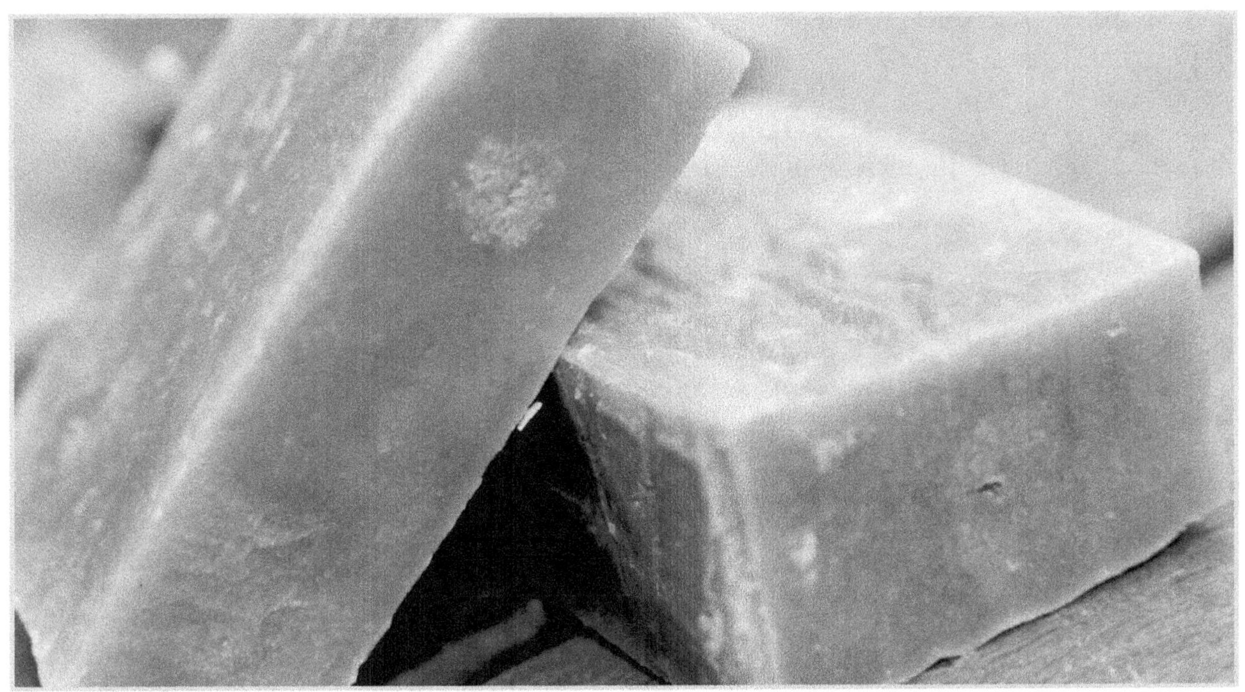

- Die Lauge aus NaOH und Thymiansud anrühren.

- Das Kokosöl bei kleiner Hitze im Topf schmelzen, anschließend die Öle hinzugeben.

- Lauge und Fette vermischen. Mit dem Stabmixer bis zum Puddingstadium rühren.

- Die grüne Tonerde, das Spirulinapulver und das ätherische Thymianöl in den Seifenleim geben und mit dem Mixer kurz unterrühren, damit sich die pulverförmigen Zutaten gut verteilen können. Danach die Masse einformen.

Tipps und Tricks:

Das Zusammenspiel von Tonerde und Thymianöl erweist sich hier als etwas zickig. Unter Umständen kann sich der Seifenleim wieder trennen. Sollte dies passieren, geben Sie alles noch einmal zurück in den Topf und mixen Sie mit dem Zauberstab noch einmal gründlich durch, danach erneut einformen.

Sanddorn Seife im Kaltverfahren

50g *Leinöl*
140g *Rapsöl*
200g *rotes Palmöl*
30g *Sanddornfruchtfleischöl*
30g *Sanddornkernöl*

64g *Natriumhydroxid (NaOH)*
180g *destilliertes Wasser*
30g *Seifenduftöl Sanddorn*

Sanddorn ist eine seit Jahrhunderten bekannte Heilpflanze und wächst mit seinen orange leuchtenden Beeren häufig auf sandigen Dünen am Meer, aber auch im Gebirge, wie beispielsweise in den Alpen, oder ganz schlicht in heimischen Gärten. Er ist neben Vitamin C, B und E auch reich an Flavonen, die die Haut jung und straff halten sollen. Außerdem enthält Sanddorn Zink, Kalzium und Magnesium. Das Öl der Pflanze hilft bei der Wundheilung nach Verbrennung oder durch Wundliegen, es regeneriert die Haut und desinfiziert.

Es gibt also viele Gründe, weshalb Produkte mit Sanddorn vor allem bei Akne und Neurodermitis zur Hautpflege empfohlen werden. Sanddornöl kann außerdem bei Sonnenallergie und sogenannter Mallorca-Akne gute Dienste leisten.

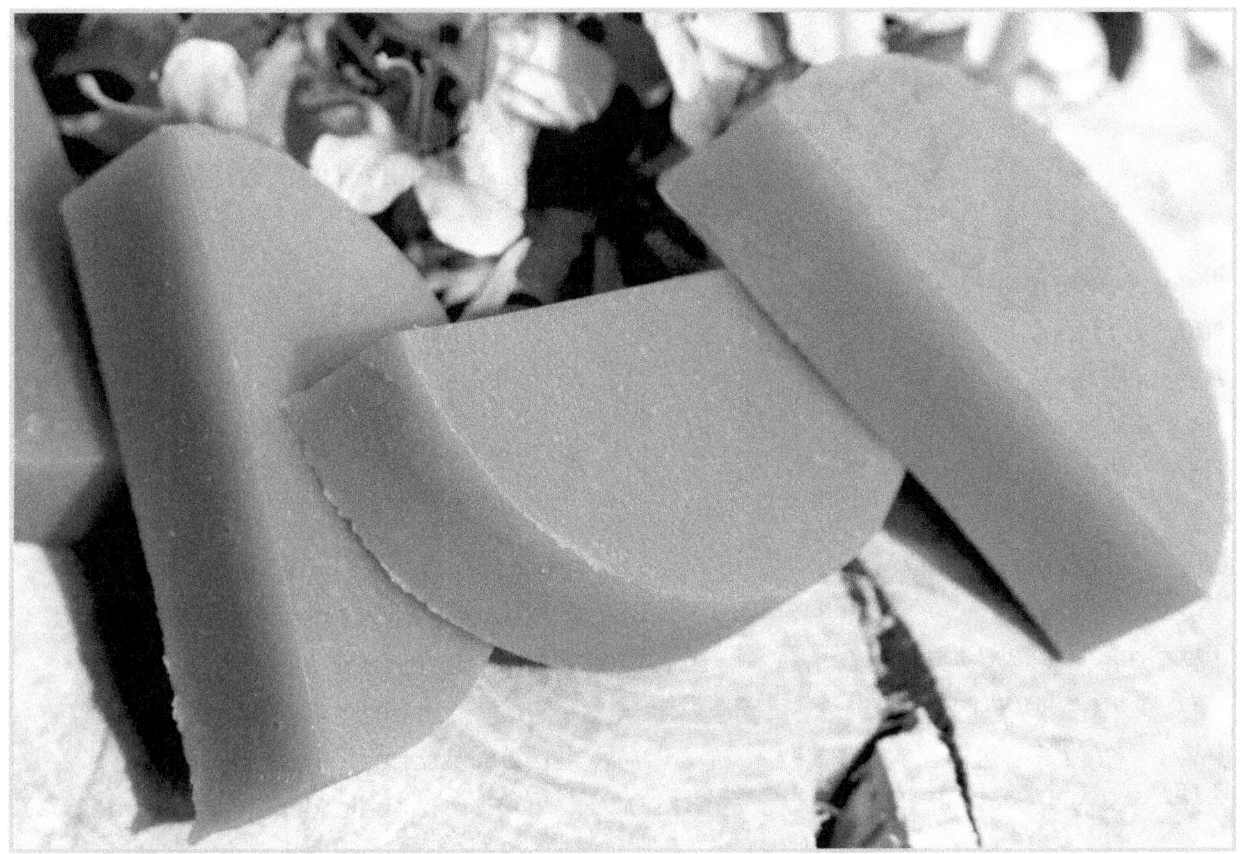

- Die Lauge aus NaOH und Wasser anrühren.

- Das rote Palmöl bei kleiner Hitze im Topf schmelzen, anschließend die Öle hinzugeben.

- Lauge und Fette vermischen. Mit dem Stabmixer bis zum Puddingstadium rühren.

- Das Seifenduftöl zum Schluss hinzugeben und die Seifenmasse einformen.

Tipps und Tricks:

Dieses Rezept ist bewusst nur auf die Hälfte der sonst üblicherweise hergestellten Seifenmenge angelegt, da die Zutaten nicht ganz billig. Deshalb verfahren wir nach dem Spruch „Weniger ist mehr" und freuen uns über wenige aber umso großartigere Seifenstücke.

Die halbrunde Form ist durch das Einformen in eine runde Chipsdose entstanden. Die in Scheiben geschnittenen Seifenstücke wurden mit einem Messer noch einmal halbiert.

Minze Seife im Kaltverfahren mit Glyzerinseife und Menthol

250g   Rizinusöl
100g   Babassuöl
100g   Olivenöl
50g   Kokosöl
500g   Glyzerinseife

68g   Natriumhydroxid (NaOH)
180g   Minzesud
30g   ätherisches Pfefferminzöl
2 TL   Spirulinapulver
10g   Menthol
4 EL   Wasser

In arabischen Ländern ist die Minze in Form von Minztee überall bekannt. Das ätherische Öl der Pfefferminze lindert Schmerzen und Kopfschmerzen, als Tee zubereitet ist sie als Mittel gegen Magen-Darm-Beschwerden bekannt. Pfefferminze wird bei Erkältungen angewendet und wirkt wohltuend auf die Atemwege, es wirkt außerdem antibakteriell und tonisierend.

Menthol wirkt juckreizlindernd, kühlend und leicht betäubend auf die Haut.

▶ Die feste Glyzerinseife im Wasserbad schmelzen. Dazu einen kleineren Topf in einen größeren stellen, der mit Wasser gefüllt ist. In diesen kleinen Topf die kleingeschnittene Seife geben und mit einem Deckel abdecken. Es dauert eine ganze Weile bis die Seife vollständig geschmolzen ist, immer mal wieder umrühren und feste Seife vom Topfrand abschaben.

▶ Die Lauge aus NaOH und Wasser anrühren.

▶ Babassu- und Kokosöl bei kleiner Hitze im Topf schmelzen, anschließend die Öle hinzugeben.

▶ Lauge und Fette vermischen. Mit dem Stabmixer bis zum frühen Puddingstadium rühren.

- Das kristalline Menthol mit ca. 4 EL Wasser lösen, bis zur Verwendung das Gefäß abdecken, damit die ätherischen Öle nicht verdampfen. Achtung: Menthol greift Kunststoff und andere empfindliche Oberflächen an.

- Spirulinapulver und Pfefferminzöl in den Seifenleim geben und gut unterrühren, bis die Färbung gleichmäßig ist. Nun die Menthollösung in die Glyzerinseife geben.

- Beide Seifen abwechselnd in eine Blockform gießen, eventuell mit einem Stäbchen marmorieren.

Tipps und Tricks:

Man kann fertige Glyzerinseife bzw. sogenannte Gießseife kaufen, dann geht die Herstellung der Seife einfach und schnell (wie in der Anleitung beschrieben). Wer alles selbst machen möchte, stellt zunächst auch die Glyzerinseife im Heißverfahren her und verwendet diese, allerdings ist sie zunächst noch sehr flüssig und braucht ein paar weitere Stunden um etwas zäher zu werden. Umso ähnlicher sich die zwei verwendeten Seifen in der Konsistenz sind, umso schöner und einfach lassen sie sich gemeinsam in einer Form verarbeiten.

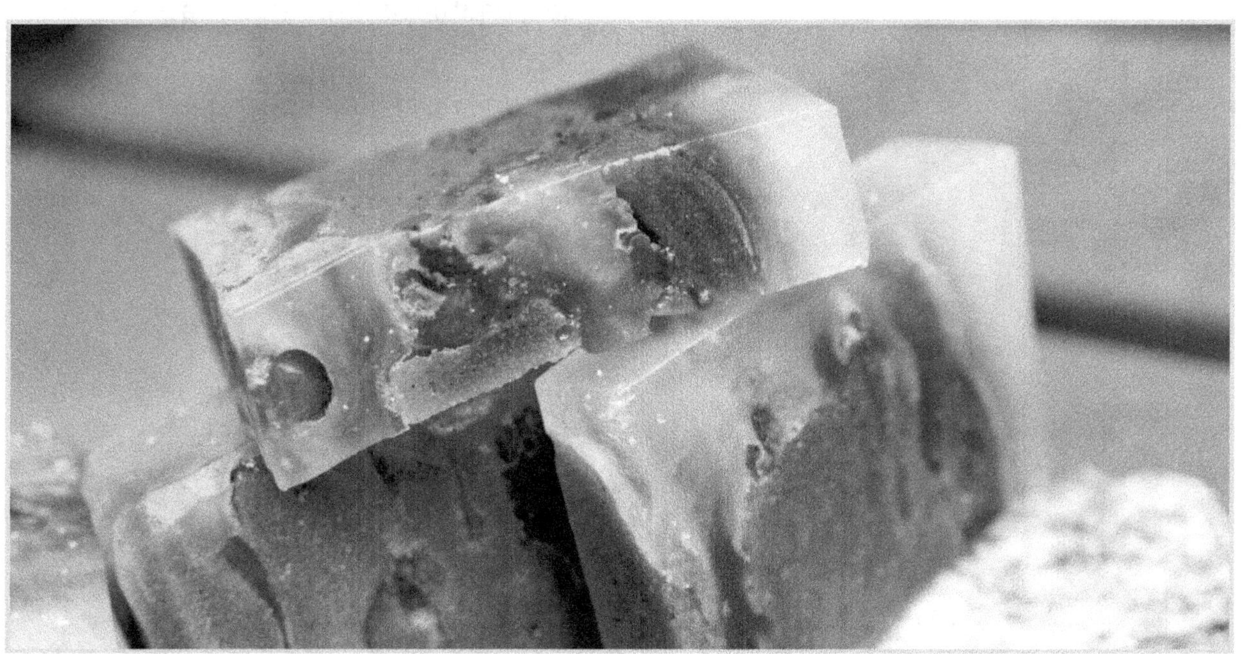

Odermennig

SEIFE IM KALTVERFAHREN

400g   Olivenöl
         (Odermennigmazerat)
200g   Hanföl
200g   Kokosöl
150g   Palmöl
50g   Rizinusöl

138g   Natriumhydroxid (NaOH)
350g   Odermennigsud
40g   frisches Seifenduftöl
1 TL   Titandioxid
2 TL   Spirulinapulver
1/2 TL grünes Seifenpigment

Diese gelbblühende Pflanze wurde angeblich schon im ersten Jahrhundert im Werk „Materia Medica" erwähnt, wonach man sie damals bei Schlangenbissen einsetzte. Odermennig enthält Kieselsäure, Gerbstoffe und Flavonoide, man kennt ihn auch unter den Namen Ackerkraut oder Leberblume. Traditionell verwendet man Odermennigtee zum Gurgeln und Mundspülen bei Zahnfleischproblemen. Diese entzündungshemmenden Eigenschaften kann man sich auch in der Hautpflege zunutze machen. Die Legende besagt außerdem, dass Odermennig zum Vertreiben böser Geister und zum Schutz vor Kobolden verwendet werden kann.

▸ Die Lauge aus NaOH und Odermennigsud anrühren.

▸ Kokos- und Palmöl im Topf schmelzen, dann die flüssigen Öle hinzugeben.

- Wenn Lauge und Fett auf Handwärme abgekühlt sind, beides vermischen und mit dem Stabmixer nicht ganz bis zum Puddingstadium rühren.

- Den Seifenleim nun dritteln. In jeweils ein Drittel Titandioxid, Spirulinapulver und grünes Seifenpigment geben und unterrühren, bis eine einheitliche Farbe entsteht.

- In jeden Leim einen Teil des Seifenduftöles geben oder die Seife unbeduftet lassen.

- Die Seife farblich abwechselnd in eine flache Form geben und anschließend mit einem kleinen Holzstäbchen marmorieren.

Tipps und Tricks:

Eine Kuchenform von 26 oder 28cm Durchmesser eignet sich ebenso wie eine große Holzschublade. Nachher beliebig große Stücke schneiden, auf denen man die Marmorierung der Oberseite gut erkennt.

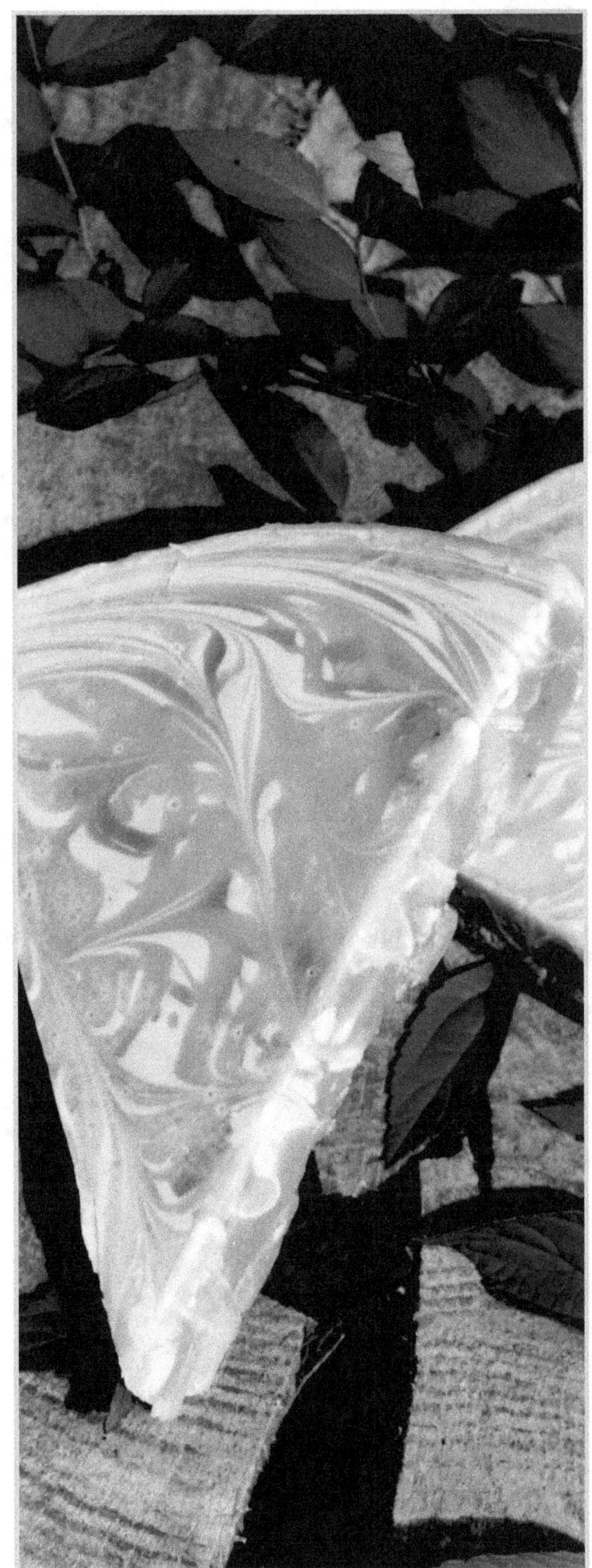

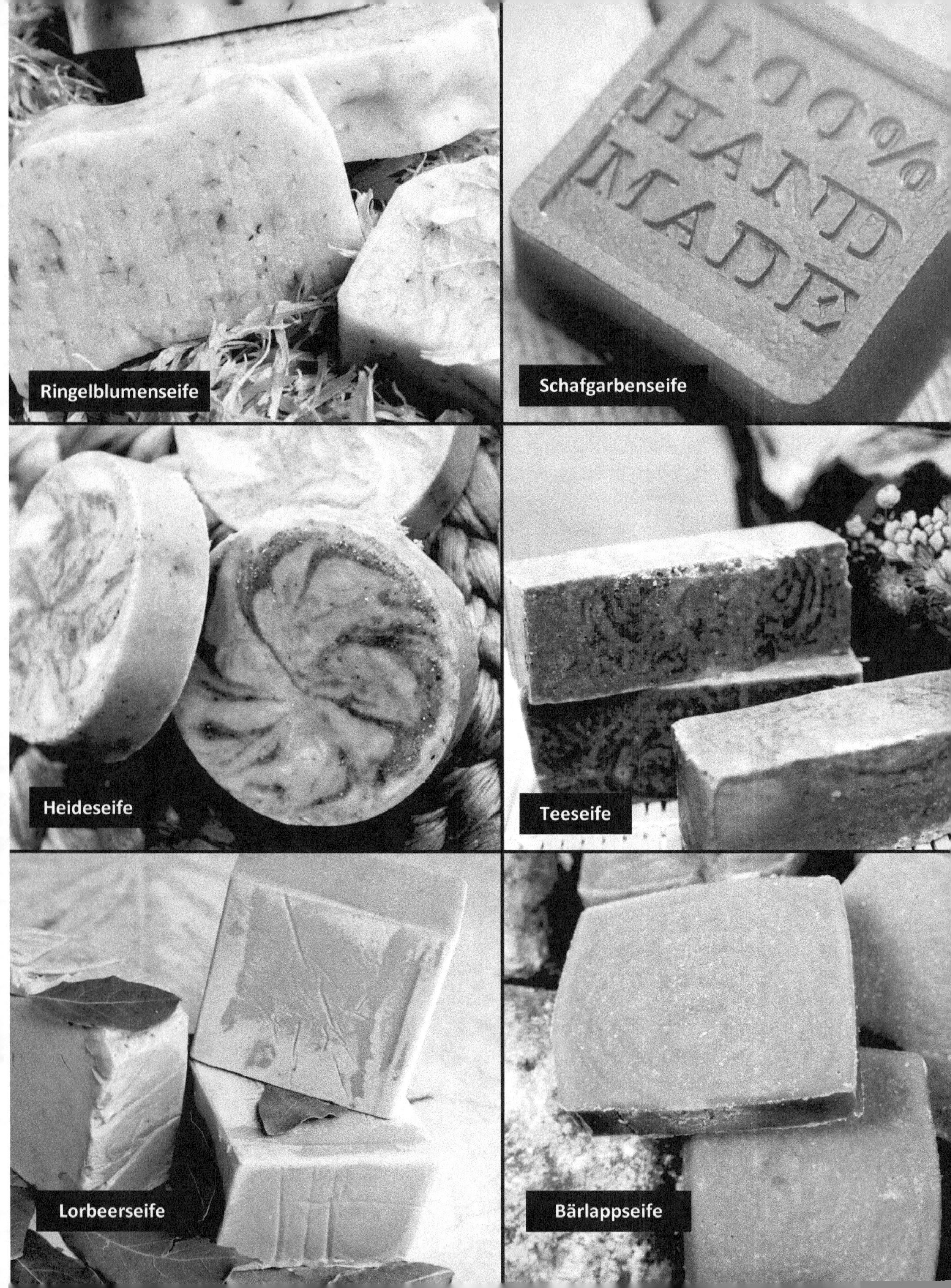

Ringelblumenseife
Schafgarbenseife
Heideseife
Teeseife
Lorbeerseife
Bärlappseife
100% HAND MADE

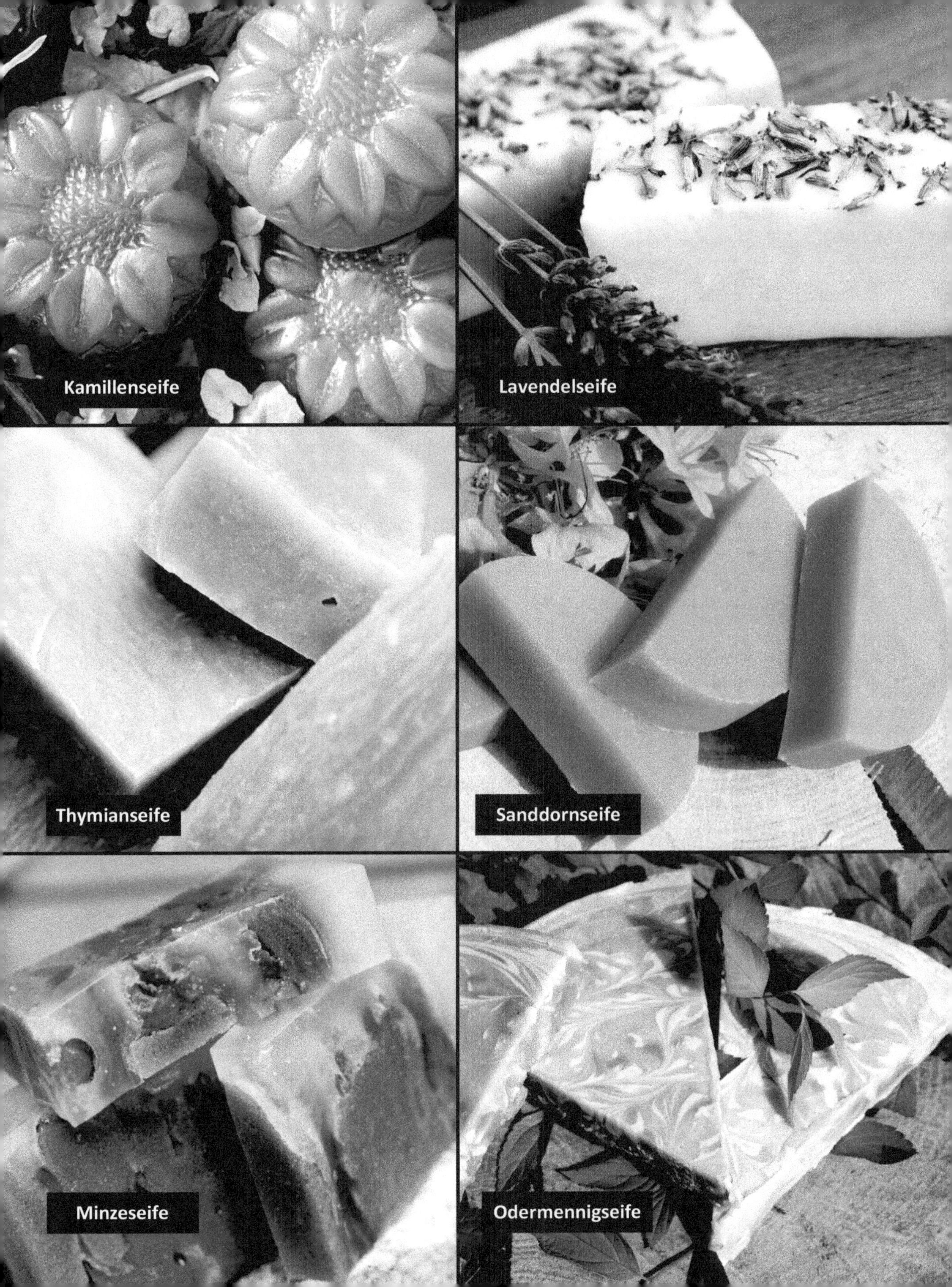
Kamillenseife
Lavendelseife
Thymianseife
Sanddornseife
Minzeseife
Odermennigseife

Zu vermeidende ätherische Öle

Während der Schwangerschaft nicht anwenden:
Anis, Basilikum, Oregano, Rosmarin, Salbei, Thymian.

Nicht für kleine Kinder geeignet:
Basilikum, Fenchel, Rosmarin, Salbei.

Können bei empfindlichen Personen Allergien auslösen:
Anis, Basilikum, Oregano, Thymian, Zitrusöle.

Literaturtipps

Augustin, Matthias; Hoch, Yvonne (2004). Phytotherapie bei Hauterkrankungen - Grundlagen, Praxis, Studien. Urban & Fischer Verlag (Elsevier).

Casper, Claudia (2012). Naturseife, das reine Vergnügen: Die Herstellung feiner Pflanzenseifen in der eigenen Küche. Freya Verlag.

Chevallier, Leanne & Sylvain (2011). Seifen - Selbst gemacht: Einfach & natürlich. Stocker Verlag.

Cramm, Sandra (2012). Seifenklassiker: Von Aleppo- bis Zahnseife - mit 100 Rezepten aus 200 Jahren Seifentradition. Books on Demand Verlag.

Jakuszeit, Jinaika; Harth, Gesine (2013). Naturseifen zum Verschenken: Pflegende Seifen selbst herstellen. Frech Verlag.

Bezugsquellen

behawe
Zum Sporkfeld 48
D - 33397 Rietberg
Telefon: +49 5244 700950
E-mail: info@behawe.com
www.behawe.com

Wilhelm Lindig Kräuterparadies
Blumenstraße 15
D - 80331 München
E-mail: laden@seit1887.de
Telefon: +49 89 265726
www.phytofit.de

Manske GmbH
Großcomburger Weg 31
D - 74523 Schwäbisch Hall
Telefon: +49 791 4994411
E-mail: info@manske-shop.com
www.manske-shop.com

Dragonspice Naturwaren
Im Staudfuß 4
D - 72770 Reutlingen
Telefon: +49 7121 5939980
E-mail: info@dragonspice.de
www.dragonspice.de

www.ingramcontent.com/pod-product-compliance
Lightning Source LLC
Chambersburg PA
CBHW081533250726
48659CB00009B/2977